Caroline Brandl

Identifizierung ectomesenchymaler cornealer Progenitorzellen

Caroline Brandl

Identifizierung ectomesenchymaler cornealer Progenitorzellen

Südwestdeutscher Verlag für Hochschulschriften

Impressum/Imprint (nur für Deutschland/only for Germany)
Bibliografische Information der Deutschen Nationalbibliothek: Die Deutsche Nationalbibliothek verzeichnet diese Publikation in der Deutschen Nationalbibliografie; detaillierte bibliografische Daten sind im Internet über http://dnb.d-nb.de abrufbar.
Alle in diesem Buch genannten Marken und Produktnamen unterliegen warenzeichen-, marken- oder patentrechtlichem Schutz bzw. sind Warenzeichen oder eingetragene Warenzeichen der jeweiligen Inhaber. Die Wiedergabe von Marken, Produktnamen, Gebrauchsnamen, Handelsnamen, Warenbezeichnungen u.s.w. in diesem Werk berechtigt auch ohne besondere Kennzeichnung nicht zu der Annahme, dass solche Namen im Sinne der Warenzeichen- und Markenschutzgesetzgebung als frei zu betrachten wären und daher von jedermann benutzt werden dürften.

Verlag: Südwestdeutscher Verlag für Hochschulschriften GmbH & Co. KG
Dudweiler Landstr. 99, 66123 Saarbrücken, Deutschland
Telefon +49 681 37 20 271-1, Telefax +49 681 37 20 271-0
Email: info@svh-verlag.de

Zugl.: Regensburg, Universität Regensburg, Diss., 2011

Herstellung in Deutschland:
Schaltungsdienst Lange o.H.G., Berlin
Books on Demand GmbH, Norderstedt
Reha GmbH, Saarbrücken
Amazon Distribution GmbH, Leipzig
ISBN: 978-3-8381-2761-3

Imprint (only for USA, GB)
Bibliographic information published by the Deutsche Nationalbibliothek: The Deutsche Nationalbibliothek lists this publication in the Deutsche Nationalbibliografie; detailed bibliographic data are available in the Internet at http://dnb.d-nb.de.
Any brand names and product names mentioned in this book are subject to trademark, brand or patent protection and are trademarks or registered trademarks of their respective holders. The use of brand names, product names, common names, trade names, product descriptions etc. even without a particular marking in this works is in no way to be construed to mean that such names may be regarded as unrestricted in respect of trademark and brand protection legislation and could thus be used by anyone.

Publisher: Südwestdeutscher Verlag für Hochschulschriften GmbH & Co. KG
Dudweiler Landstr. 99, 66123 Saarbrücken, Germany
Phone +49 681 37 20 271-1, Fax +49 681 37 20 271-0
Email: info@svh-verlag.de

Printed in the U.S.A.
Printed in the U.K. by (see last page)
ISBN: 978-3-8381-2761-3

Copyright © 2011 by the author and Südwestdeutscher Verlag für Hochschulschriften GmbH & Co. KG and licensors
All rights reserved. Saarbrücken 2011

Für meine Eltern

Das Auge sagte eines Tages: „Ich sehe hinter diesen Tälern im blauen Dunst einen Berg. Ist er nicht wunderschön?" Das Ohr lauschte und sagte nach einer Weile: „Wo ist ein Berg, ich höre keinen." Darauf sagte die Hand: „Ich versuche vergeblich ihn zu greifen. Ich finde keinen Berg." Die Nase sagte: „Ich rieche nichts. Da ist kein Berg." Da wandte sich das Auge in eine andere Richtung. Die anderen diskutierten weiter über diese merkwürdige Täuschung und kamen zu dem Schluss: „Mit dem Auge stimmt etwas nicht." (Khalil Gibran)

1 Einleitung 7
1.1 Funktionen der Cornea 7
1.2 Aufbau der Cornea 7
1.3 Stammzellen der Cornea 8
1.4 Ziele der Arbeit 10

2 Material und Methoden 12
2.1 Zellisolierung und Zellkultivierung 12
2.2 Messung der Zell-Proliferation mittels MTT-Test 12
2.3 Beurteilung der Zell-Klonogenität mittels CFU-Bestimmung 13
2.4 Reverse Transkriptase-Polymerase-Kettenreaktion (RT-PCR) und quantitative real-time RT-PCR (qRT-PCR) 13
2.5 Immunfluoreszenz 14
2.6 Karyotypisierung 14
2.7 In vitro–Differenzierungen 15
2.7.1 Adipogenes und osteogenes Protokoll 15
2.7.2 Chondrogenes Protokoll 15
2.7.3 Neuronale Protokolle 15

3 Ergebnisse 17
3.1 Isolierung und Charakterisierung ectomesenchymaler Zellen aus dem cornealen Limbus juveniler Mäuse 17
3.2 Zell-Proliferation und CFU-Effizienz der MCCs 22
3.3 Differenzierungspotential der MCCs 23
3.4 Verhalten und Veränderungen der MCCs nach Langzeit-Kultivierung 27

4 Diskussion 31
4.1 Vergleich der MCCs mit etablierten cornealen Stamm- bzw. Progenitor-Zelllinien 31
4.2 Spontane Immortalisierung der MCCs nach chromosomaler Aberration 34
4.3 Zusammenfassung 35

5	**Literaturverzeichnis**	**37**

6	**Anhang**	**41**
6.1	Tabellen	41
6.2	Wichtige Abkürzungen	46
6.3	Publikationen	47
6.4	Danksagung	48

1 Einleitung

1.1 Funktionen der Cornea

Die Cornea ist ein höchst spezialisiertes und strukturell einzigartiges Gewebe. Sie erfüllt zwei essentielle, aber sehr unterschiedliche Aufgaben. Zum einen formt sie die anteriore Oberfläche des Auges und dient als wirkungsvolle Barriere gegen infektiöse Agentien und andere biologische, chemische oder mechanische Schädigungen. Neben dieser Schutzfunktion gegen sich stetig verändernde externe Umweltbedingungen ist die Cornea aber auch wesentlicher Bestandteil des optischen Apparates und stellt als wichtigstes refraktives Medium den Großteil der Brechkraft des Auges. Diese beiden Funktionen bedingen besondere Anforderungen an das corneale Gewebe. Die Cornea muss genügend Zugfestigkeit und Flexibilität besitzen, um der mechanischen Beanspruchung standzuhalten und eine stabile Form aufrecht zu erhalten. Darüber hinaus muss sie zusammen mit dem Lysozym des Tränenfilms ein schwer überwindbares Hindernis für Erreger darstellen. Gleichzeitig sind die Unversehrtheit ihrer filigranen, spiegelglatten Oberfläche sowie die corneale Transparenz von essentieller Bedeutung für die visuelle Funktion und optische Präzision. Komplette Avaskularität und weitere komplexe Mechanismen sind nötig, um die Deturgeszenz der Cornea zu gewährleisten. Die Avaskularität des cornealen Gewebes bedingt, dass die Cornea durch Diffusion aus Tränenfilm und Kammerwasser ernährt wird. Es ergibt sich hieraus außerdem eine besondere Immunsituation, da immunkompetente Zellen das corneale Gewebe schwerer erreichen können. Dies wird als corneales Immunprivileg bezeichnet.(4;34;39;42)

1.2 Aufbau der Cornea

Die Homöostase der 3 zellulären Schichten der Cornea ist ebenfalls wesentlich für die Aufrechterhaltung der optischen Präzision. Insgesamt ist die Cornea aus 5 Schichten aufgebaut (Abbildung 1A).

Die anteriore Oberfläche der Cornea wird von einem mehrschichtig unverhornten Plattenepithel bedeckt. Dieses entstammt embryologisch dem Ektoderm. Am Rande der Cornea, dem sogenannten Limbus, geht es in das Epithel der Konjunktiva über (Abbildung 1B und 1C). Dem cornealen Epithel folgt von anterior nach posterior die Bowman-Membran. Sie ist die äußerste azelluläre Zone des Stromas, allerdings nicht bei allen Spezies existent.(14;34)

Die dritte Schicht, das corneale Stoma, macht 80% bis 90% der Dicke der Cornea aus. Embryologisch entwickelt es sich aus mesenchymalen Zellen der Neuralleiste. Das dicht gepackte und dennoch transparente stromale Bindegewebe besteht aus einer bemerkenswert organisierten extrazellulären Matrix aus dichten und komplexen Netzen von Proteoglycanen und Kollagenfasern, deren besondere, abstandsgleiche Anordnung und parallele Ausrichtung für die Transparenz des Gewebes verantwortlich ist. Gebildet wird die extrazelluläre Matrix von speziellen Zellen, den stromalen Keratozyten. Dieser ectomesenchymale, also der Neuralleiste entstammende mesenchymale Zelltyp, besitzt eine charakteristische dendritische Morphologie und bevölkert das Stroma nur spärlich. Die Keratozyten liegen zwischen den stromalen Lamellen und bilden mit ihren dendritischen Fortsätzen durch das gesamte Gewebe hindurch ein zusammengeschaltetes zelluläres Netzwerk. Keratozyten sind normalerweise quieszent und durchlaufen den Zellteilungsprozess sehr langsam. Im Falle einer cornealen Verletzung allerdings reagieren sie entweder mit Apoptose, oder aber sie verändern ihren Phänotyp und transformieren zu speziellen Reparaturzellen, die morphologisch viele Charakteristika von Fibroblasten aufweisen.(9;14;15;25;39;43)

Die vierte, für die Stabilität der Cornea besonders essentielle Schicht ist die Descement-Membran. Sie stellt wiederum die außerordentlich dicke Basalmembran der fünften und innersten Schicht, des Endothels, dar. Dieses ist einschichtig kubisch und erfüllt wichtige Transportfunktionen. Zum einen trägt das Endothel zur Ernährung der Cornea bei, zum anderen hält es die corneale Deturgeszenz aufrecht, indem es stetig das in die Cornea eindringende Kammerwasser der Vorderkammer wieder hinausbefördert. Ein Versagen dieser Pumpfunktion führt zum cornealen Ödem, zum Verlust der cornealen Transparenz und zu einer häufig dramatischen Visusreduktion. Embryologisch entwickelt sich das Endothel ebenfalls aus mesenchymalen Zellen der Neuralleiste.(14;33;40)

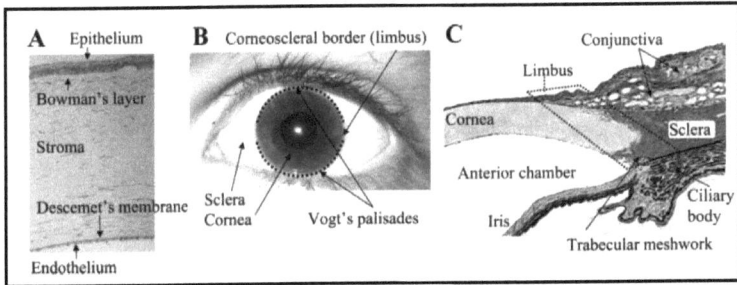

Abb. 1 (aus Tacacs et al., 2009): Aufbau der Cornea und umgebende Strukturen: A) Histologischer Schnitt durch die humane Cornea mit Benennung der 5 Schichten. B) Frontansicht eines menschlichen Auges. Der Durchmesser der humanen Cornea beträgt im Durchschnitt 11,5 mm, die Dicke beträgt im Zentrum ca. 0,55 mm, in der Peripherie ca. 0,65 mm. Der corneale Limbus ist am corneoskleaen Übergang lokalisiert, die Regionen bei 12 und 6 Uhr, welche am besten durch die Lider geschützt werden, enthalten die Vogt´schen Palisaden. C) Histologischer Schnitt durch die corneosklerale Übergangszone. Das corneale Epithel geht in die Konjunktiva über, das corneale Stroma grenzt an die Sklera und das corneale Endothel an das Trabekelwerk. Diese Übergangszonen beheimaten den Großteil der Stammzellpopulationen in der adulten Cornea.

1.3 Stammzellen der Cornea

In den letzten Jahren rückte die Cornea zunehmend in den Blickpunkt der Stammzellforschung. Es konnten bis dato zahlreiche corneale Stammzell- bzw. Progenitorzell-Populationen identifiziert werden. Zunächst soll an dieser Stelle eine kurze Definition verschiedener Begrifflichkeiten und eine allgemeine Ausführung über Stammzellen vorausgeschickt werden.

Stammzellen heben sich von normalen somatischen Zellen durch zwei entscheidende Fähigkeiten ab. Zum einen sind Stammzellen dazu in der Lage sich selbst zu erneuern. Dies bewerkstelligen sie durch asymmetrische Zellteilung, das bedeutet, dass im Rahmen des Zellteilungsprozesses eine der beiden Tochterzellen immer eine Stammzelle bleibt. Zum anderen besitzen Stammzellen Differenzierungspotential in verschiedene Zelltypen. Hier liegt bereits einer der wesentlichen Unterschiede zwischen embryonalen, totipotenten Stammzellen und adulten, lediglich oligopotenten Stammzellen, auf die im Detail an dieser Stelle nicht weiter eingegangen werden kann. Adulte Stammzellpopulationen finden sich in den meisten Geweben. Sie sind in der Lage diese zeitlebens zu regenerieren und zu erneuern. Sie können in alle Zelltypen desjenigen Gewebes, in dem sie beheimatet sind, differenzieren und meist auch in gewebsfremde Zellarten, wenn entsprechende Rahmenbedingungen experimentell geschaffen werden. Eine weitere bemerkenswerte Besonderheit von adulten Stammzellen ist ihre Lokalisation in sogenannten Stammzell-Nischen. Stammzellen sind in den Geweben also keineswegs diffus verstreut, sondern finden sich lediglich an ganz bestimmten Stellen, an denen ein Mikroenvironment vorhanden ist, das ihnen alle notwendigen externen Faktoren zur Verfügung stellt, die sie benötigen, um ihre Stammzelleigenschaften und –funktionen dauerhaft aufrecht zu erhalten. In diesen Nischen liegen die Stammzellen in undifferenziertem Zustand und meist auch in der G0-Phase des Zellzyklus vor. Bei Bedarf, beispielsweise nach Verletzungen, treten sie rasch in den Zellzyklus ein und bringen hoch proliferierende und differenzierende Tochterzellen, sogenannte Progenitorzellen, hervor. Diese gelangen durch ihre Fähigkeit zur Migration schließlich dorthin, wo sie benötigt werden. Der Begriff der Progenitorzelle ist derzeit in Fachkreisen noch Gegenstand von Diskusionen. Progenitorzellen ähneln den Stammzellen zwar in vielen Punkten, ihre Differenzierungspotenz ist allerdings weniger ausgeprägt und auch ihre Fähigkeit zur Selbsterneuerung ist limitiert. Unter entsprechenden Bedingungen sind Progenitorzellen aber durchaus zu erheblichen Zellteilungsraten fähig.(1;2;7;33)

Bereits zu Beginn des 19. Jahrhunderts erkannten Ophthalmologen mit Hilfe der Spaltlampen-Mikroskopie, dass am cornealen Limbus sternförmig orientierte, fibrovaskuläre Furchen zu finden sind. Diese wurden als Vogt´sche Palisaden bezeichnet (Abbildung 1B). In den 1970er Jahren konnte schließlich die Bedeutung dieser Strukturen nachgewiesen werden. Die Vogt´schen Palisaden des Limbus bilden die Stammzellnische für die sogenannten Limbalen Epithelialen Stammzellen (engl.: limbal epithelial stem cells, LESCs). Diese dienen der lebenslangen Erneuerung und Regenration des cornealen Epithels. Bis heute ist es noch nicht gelungen, spezifische und eindeutige Marker für diese Stammzellpopulation zu etablieren. Gleichwohl werden seit einigen Jahren Stammzell-basierte Therapieoptionen zur Heilung und Regeneration cornealer epithelialer Schäden und Erkrankungen erfolgreich getestet und bereits in klinischen Settings erprobt. Die Transplantation der LESCs zur Therapie des enorm schwierig zu behandelnden Krankheitsbildes der Limbusstammzellinsuffizienz ist mittlerweile verbreitet in klinischer Anwendung.(5;19;20;33)

Lange Zeit ging man davon aus, dass, im Gegensatz zum Epithel, das corneale Endothel nicht dazu in der Lage sei sich selbst zu erneuern und dass endotheliale Zellen eine lediglich limitierte Fähigkeit zur Zellteilung besitzen. Allerdings deuteten im Jahre 2005 erste Studien erstmals darauf hin, dass endotheliale Stammzell-ähnliche Zellen in einer Nische am posterioren Limbus, angrenzend an die Schwalbe-Linie in der corneo-trabekulären Übergangszone lokalisiert sind (Abbildung 1C). Diese mutmaßlichen Stammzellen könnten eine gewisse Regenration sowohl des Endothels als auch des Trabekelwerks bewerkstelligen. Nähere Erkenntnisse hierzu werden sicherlich zeitnah folgen.(23;40)

Das Hauptaugenmerk der cornealen Stammzellforschung richtete sich in den letzten Jahren verstärkt auf die stromalen Keratozyten. Es gibt mittlerweile einige Berichte über Progenitorzellen des cornealen Stromas. Beispielsweise wurde die Existenz *Pax6*-positiver Progenitorzellen im cornealen Stroma von Rindern nachgewiesen.(11) Ähnlich gelang die Identifikation *Abcg2*-positiver stromaler Keratozyten mit Progenitorzell-Eigenschaften im humanen cornealen Limbus.(7) Diese *in vitro*–Studien wurden auch durch *in vivo*–Experimente mit Hühnchen-Embryonen bestätigt. Corneale stromale Zellen die von älteren Embryonen gewonnen wurden, wurden in jüngere Embryonen transferiert und es konnte gezeigt werden, dass diese Zellen ihre Progenitorzell-Fähigkeiten aufrechterhalten.(21) Am bedeutsamsten für die hiesige Studie war ein Bericht über der Neuralleiste entstammende Vorläuferzellen, die im cornealen Stroma von adulten Mausaugen detektiert werden konnten.(42) Dies diente als Inspiration für die vorliegende Arbeit.

1.4 Ziele der Arbeit

Corneale Schädigungen und Erkrankungen führen oft unweigerlich zu einem dramatischen Visusverlust bis hin zur corneal bedingten Erblindung. Dies betrifft häufig auch sehr junge Patienten. Die Durchführung einer Keratoplastik ist derzeit die einzig effektive Therapiemethode, um eine Wiederherstellung oder zumindest signifikante Besserung des Visus zu erreichen. Sie birgt allerdings zahlreiche Probleme, wie beispielsweise die eingeschränkte Verfügbarkeit von Spenderhornhäuten, oder Abstoßungsreaktionen und daher notwendige Immunsuppression mit ausgeprägten Nebenwirkungen. Daher besteht immenses Interesse an neuen, alternativen Therapieansätzen.(7)

EINLEITUNG

Stammzellen sind vielversprechende Werkzeuge für neue therapeutische Strategien. Der Fokus der Forschung richtet sich auf Stammzellen als Quelle für Zell-basierte Therapien oder corneales Tissue-Engineering.(7) Studien deuten darauf hin, dass die bereits mehrfach erwähnte Neuralleiste, aus der embryologisch auch das corneale Stroma und Endothel entstammen, zahlreiche pluripotente Zellen mit migratorischen Fähigkeiten hervorbringt. Dem zu Folge gilt dieses wichtige transiente embryonale Gewebe an den lateralen Rändern der Neuralfalten als sehr interessante und vielversprechende Quelle zur Gewinnung potentieller Stammzellen.(6)

Das Ziel dieser im Mausmodell durchgeführten Studie bestand daher primär in der Isolierung, Kultivierung und Charakterisierung ectomesenchymaler, d. h. der Neuralleiste entstammender, Zellen. In der Folge sollte evaluiert werden, in welchem Umfang diese Zellen Stammzelleigenschaften wie Migration, Proliferation, Selbsterneuerung und Differenzierungspotenz aufweisen. Langfristig sollte untersucht werden, inwieweit sich die gewonnen Erkenntnisse auf die humane Cornea übertragen lassen und inwiefern die etablierten Zellen sich für Stammzell-basierte Therapien oder für Tissue-Engineering eignen.

2 Material und Methoden

2.1 Zellisolierung und Zellkultivierung

Murine Cornea Cells (MCCs) wurden aus murinem Cornea-Gewebe gewonnen. Die entscheidenden Arbeitsschritte des Präparationsvorgangs sind in Abbildung 2, Seite 18 dargestellt. Die Corneae wurden sowohl aus juvenilen Wild-Typ C57Bl6/J Mäusen (Charles River Laboratories, Wilmington, USA), als auch aus GFAP-Promotor-kontrollierten, EGFP exprimierenden, transgenen Mäusen (sogenannte GFEA-Mäuse, freundlicherweise von Dr. Frank Kirchhoff (MPG Göttingen, Deutschland) zur Verfügung gestellt), isoliert. Die letztgenannte Mauslinie zeichnet sich dadurch aus, dass hier Zellen unter der Kontrolle des humanen GFAP-Promotors EGFP exprimieren. Auf diese Weise können gliale Zellen in lebendem Gewebe oder auch in Zellkultur sichtbar gemacht werden.(26) Alle Tiere wurden in Übereinstimmung mit internationalen Richtlinien gehalten und behandelt und im Alter von maximal 8 Tagen geopfert. Für die Isolierung der MCCs wurden jeweils Augen von mindestens 3 Mäusen verwendet. Um Kontaminationen mit pericornealem oder periokularem Gewebe zu vermeiden, wurden die cornealen Gewebescheiben, bestehend aus Epithel, Stroma und Endothel, sorgfältig unter dem Leica S6D Stereomikroskop (Leica, Deutschland) präpariert. Dann wurden die Scheiben mechanisch in feine Stücke zerkleinert, gewaschen und in 1x PBS (PAA, Österreich) gesammelt. Hierauf erfolgte eine Zentrifugation mit 800g für 2 Minuten. Die entstandenen Pellets wurden in Wachstumsmedium resuspendiert und im Anschluss in 25 cm^2 Zellkulturflaschen (Nunc, Dänemark) ausgesät. Dieses Wachstumsmedium setzte sich zusammen aus DMEM High Glucose (4.5 g/l) mit L-Glutamin (PAA, Österreich) supplementiert mit 10% Fötalem Rinderserum (FBS) (PAA, Österreich) und 1x Penicillin/Streptomycin (PAA, Österreich). Die Gewebestücke adhärierten auf der Zellkulturschalen-Oberfläche und nach einem Zeitraum von 3 bis 5 Tagen konnte ein Herauswachsen und -wandern von Einzelzellen beobachtet werden. Bei Erreichen eines konfluenten Wachstumsstadiums wurden die MCCs mit Trypsin-EDTA (PAA, Österreich) von der Zellkulturschalen-Oberfläche gelöst und weiter in Wachstumsmedium subkultiviert. Als Umgebungsbedingungen für die Zellkulturen wurde angefeuchtete Luft mit 5%CO_2 bei 37°C gewählt, der Mediumwechsel fand zweimal wöchentlich statt.

2.2 Messung der Zell-Proliferation mittels MTT-Test

Der MTT-Test wurde herangezogen, um das Proliferationsverhalten der MCCs zu untersuchen und zu objektivieren. Die Zellen wurden zunächst bis zu den jeweiligen Passagen, in denen die Testing stattfinden sollte, unter normalen Zellkulturbedingungen in Wachstumsmedium subkultiviert, schließlich mit Trypsin-EDTA (PAA, Österreich) von der Zellkulturschale gelöst, in 6-well Zellkulturschalen (Falcon, USA) mit einer initialen Dichte von 5x10^4 Zellen/cm^2 ausgesät und hier für 72 Stunden weiter in Wachstumsmedium proliferiert. Dieses wurde daraufhin durch frisches Medium ersetzt, welches zusätzlich 10% 3-[4,5-Dimethylthiazol-2-yl]-2,5-diphenyltetrazoliumbromid (MTT)-Lösung (Sigma–Aldrich, Deutschland) enthielt. Während einer erneuten Inkubationsperiode von 4 Stunden bei 37°C und 5% CO_2 bildeten sich die charakteristischen dunkel-violetten Formazon-Kristalle, welche anschließend mit 0.1 N HCl (Roth, Deutschland) in wasserfreiem Isopropanol (Roth, Germany) in Lösung gebracht wurden. Diese Lösung wurde bei einer Wellenlänge von 540 nm mit Hilfe des Ultrospec 2100pro (Amersham Biosciences, Großbritannien) photometrisch gemessen.

2.3 Beurteilung der Zell-Klonogenität mittels CFU-Bestimmung

Zur Beurteilung der Klonogenität wurde die Rate der Kolonie-bildenden Einheiten (colony forming units, CFUs) gemessen. Hierfür wurden MCCs in 6-well Zellkulturschalen (Falcon, USA) mit einer initialen Dichte von 1×10^3 Zellen/Well ausgesät und für 10 Tage in Wachstumsmedium kultiviert. Die während dieses Zeitraums gebildeten CFUs wurden mit Kristallviolett A.C.S. Reagenz (Sigma, Deutschland) angefärbt, um sie besser sichtbar zu machen, und anschließend unter einem Phasenkontrast-Mikroskop (Nikon Eclipse TE 2000-S, Nikon, Deutschland) gezählt. Es wurden nur Kolonien gewertet, die eine Mindestgröße von 50 Zellen aufwiesen.

2.4 Reverse Transkriptase-Polymerase-Kettenreaktion (RT-PCR) und quantitative real-time RT-PCR (qRT-PCR)

Um Gen-Expression-Analysen durchzuführen, wurde Gesamt-RNA zum einen aus kultivierten Zellen isoliert. Dies geschah mit Hilfe des NucleoSpin RNA II Kit (Macherey–Nagel, Deutschland), inklusive DNA-Verdau auf RNA-Säulchen, entsprechend der Empfehlungen des Herstellers. Zum anderen wurde Gesamt-RNA auch aus frisch präparierten cornealen Gewebestücken gewonnen. Hierfür wurden Corneastücke von 16 Augen gesammelt, in RNA-Stabilisierungspuffer (RNA later, Qiagen, Deutschland) aufbewahrt, mechanisch zerkleinert, durch eine 20Gauge-Kanüle gezogen und schließlich durch eine Schreddersäule (Qiagen, Deutschland) zentrifugiert, um eine optimale Homogenisierung zu erreichen. Die Gesamt-RNA wurde mit Hilfe des RNeasy-Kit (Qiagen, Deutschland) isoliert und ihre Qualität durch den Agilent 2100 Bioanalyzer (LabChip, USA) kontrolliert.

Für die Synthese von Erststrang cDNAs wurde der RevertAid H Minus First Strand cDNA Synthesis Kit (Fermentas, Deutschland) verwendet.

Zur Durchführung der PCR diente der GoTaq Green Master Mix Kit (Promega, USA) mit einem Endvolumen von 20 µl sowie der Thermocycler T3000 (Biometra, Deutschland). Die verwendeten Gen-spezifischen Primer sind in Tabelle 1A des Anhangs aufgelistet. Die PCR-Produkte wurden in 1.5%igem Agarosegel elektrophoretisch aufgetrennt. Alle Gene wurden mit 35 Zyklen vervielfältigt, mit Ausnahme der Glyceraldehyde-3-phosphate Dehydrogenase (*Gapdh*), die als Housekeeping-Gen diente. Hier wurden nur 25 Zyklen ausgeführt.

Zur Analyse der *in vitro*–Differenzierungsexperimente sowie zur Messung der Zellzyklus-assoziierten Gene, wurde die Methode der quantitativen real-time RT-PCR (qRT-PCR) angewendet. Hierfür wurde das 7900HT Fast Real-Time PCR System (Applied Biosystems, USA) benutzt. Gen-spezifische Primer sind in Tabelle 1B des Anhangs aufgelistet. Die Ergebnisse wurden basierend auf *Glucuronidase beta* (*Gusb*) normalisiert, die relativen Unterschiede in der Genexpression anschließend berechnet und mit Hilfe der ΔΔ CT Methode ausgewertet.(41)

2.5 Immunfluoreszenz

Zur Durchführung der Immunfluoreszenz-Studien, wurden MCCs auf Coverslips (Roth, Deutschland) ausgesät, welche vorher in 48-well Kultur-Platten (Falcon, USA) platziert worden waren. Dies geschah mit einer initialen Dichte von 1×10^4 Zellen/Well. Die Zellen wurden über Nacht in Wachstumsmedium kultiviert. Anschließend folgte die Fixierung mit 4% Paraformaldehyd (PFA) (Roth, Deutschland) für 10 Minuten sowie die Inkubation mit Blocking-Solution, bestehend aus 10% Normal Goat Serum Lyophilized Solid (Calbiochem, USA) und 0.3% Triton X-100 (Sigma–Aldrich, Deutschland) in PBS, für 30 Minuten, um die unspezifische Hintergrundfärbung zu reduzieren. Die primären Antikörper wurden über Nacht bei 4°C inkubiert. Nach ausgiebigem Waschen wurde der sekundäre Antikörper für 2 Stunden bei Raumtemperatur inkubiert. Alle verwendeten primären und die jeweils entsprechenden sekundären Antikörper sind, inklusive Verdünnung und Herstellerangaben, in Tabelle 2 des Anhangs aufgelistet. Als Negativ-Kontrolle wurde dasselbe Procedere durchgeführt und lediglich der primäre Antikörper durch 1x PBS ersetzt. Die Zellkerne wurden mit 4′,6-Diamidino-2-phenyindol (DAPI) Dilactat (Sigma–Aldrich, Deutschland) gefärbt. Hier betrug die Inkubationszeit 10 Minuten und die Verdünnung belief sich auf 1:2000. Als letzter Schritt wurden die Zellen gewaschen und mit DakoCytomation Fluorescent Mounting Medium (DakoCytomation, Dänemark) gemounted, um schließlich mit einem Fluoreszenzmikroskop (Axioskop 2, Zeiss, Deutschland) ausgewertet zu werden.

2.6 Karyotypisierung

Für die numerischen und strukturellen chromosomalen Analysen der MCCs wurden Karyotypisierungen durchgeführt. Dies erfolgte dankenswerterweise in Kooperation mit Dr. Johanna Käsbauer, Zentrum für Humangenetik, Regensburg. Die Zellen wurden bis zur Subkonfluenz in normalem Wachstumsmedium in Zellkulturflaschen (Nunc, Dänemark) als Monolayer kultiviert. Anschließend wurden sie durch Zugabe von Thymidin-Lösung (Sigma-Aldrich, Deutschland) synchronisiert und mit Colcemid (Roche, Deutschland) für 120 Minuten bei 37°C behandelt. Nach Ablösung der Zellen von der Zellkulturschalen-Oberfläche durch Trypsin-EDTA (PAA, Österreich) wurden sie zentrifugiert. Das Pellet wurde in hypotoner Lösung (75 mM

KCl, PAA, Österreich) resuspendiert und für 20 Minuten bei 37°C inkubiert. Nach erneuter Zentrifugation erfolgte schließlich die Fixierung mit Methanol (PAA, Österreich) und Essigsäure (PAA, Österreich). Die Metaphasen-Spreads wurden auf Coverslips (Roth, Deutschland) aufgebracht, über Nacht getrocknet und nach Trypsin-Vorbehandlung mit Giemsa (Sigma-Aldrich, Deutschland) gefärbt.

2.7 In vitro–Differenzierungen

Die Zusammenstellung der einzelnen Differenzierungsmedien ist in den Tabellen 3 bis 6 des Anhangs inklusive Konzentrationen und Herstellerangaben wiedergegeben. Aufgrund der Ähnlichkeit des Procederes sollen der adipogene und osteogene Differenzierungsweg gemeinsam dargestellt werden.

2.7.1 Adipogenes und osteogenes Protokoll

Um die in vitro-Differenzierung der MCCs in die adipogene und osteogene Richtung einzuleiten, wurden die Zellen in 6-well Gewebekulturschalen (Falcon, USA) mit einer initialen Dichte von 5×10^4 Zellen/cm^2 ausgesät und für durchschnittlich 4 Tage bis zur Subkonfluenz in normalem Wachstumsmedium kultiviert. Anschließend wurde auf das entsprechende Differenzierungsmedium umgestellt (Tabellen 3 und 4 des Anhangs). Als Negativkontrolle wurden jeweils Zellen im Wachstumsmedium belassen. Der Mediumwechsel erfolgt zweimal wöchentlich. Die adipogenen Differenzierungsexperimente dauerten jeweils 14 Tage und wurden schließlich durch qRT-PCR und Oil-Red–Färbungen (Sigma-Aldrich, Deutschland) analysiert. Bei den osteogenen Differenzierungsexperimenten betrug die Kultivierungszeit 28 Tage. Die Analyse erfolgte ebenfalls durch qRT-PCR und darüber hinaus durch Färbungen mit Alizarin-Rot (Sigma-Aldrich, Deutschland).

2.7.2 Chondrogenes Protokoll

Zur Durchführung der chondrogenen Differenzierungsexperimente wurde die Technik der Pellet-Kulturen herangezogen. Zunächst wurden jeweils 2.5×10^5 Zellen in 15ml Falcon-Röhrchen (Falcon, USA) bei 1000g für 2 min zentrifugiert und pelletiert. Daraufhin erfolgte für 28 Tage die Kultivierung in chondrogenem Differenzierungsmedium (Tabelle 5 des Anhangs), bzw. Wachstumsmedium zur Negativkontrolle. Das Medium wurde alle 3 bis 4 Tage erneuert. Die Analysen erfolgten mit Hilfe der qRT-PCR und Alcian-Blau–Färbungen (Sigma-Aldrich, Deutschland), letztere bei einem pH von 2.5.

2.7.3 Neuronale Protokolle

Für alle neuronalen Differenzierungsexperimente wurden MCCs aus GFEA-Mäusen isoliert (siehe oben). Diese Zelllinie wurde als MCC_GFEA bezeichnet. Insgesamt wurden 13 verschiedene Protokolle getestet, deren genaue Zusammensetzung aus Tabelle 6 des Anhangs hervorgeht. Die Zellen wurden jeweils in 6-well Zellkulturschalen (Falcon, USA) mit einer initialen Dichte von 5×10^4 Zellen/cm^2 ausgesät und entweder in den jeweiligen Differenzierungsmedien, oder in normalem Wachstumsmedium als Negativkontrolle, kultiviert. Eine Ausnahme bildete GDiff1, hier wurden die MCC_GFEAs zunächst in Wachstumsmedium für 4 Tage bis zur Subkonfluenz kultiviert, dann für 24 Stunden mit β-Mercaptoethanol-haltigem Medium prä-induziert und schließlich für 3 Tage auf das Differenzierungsmedium umgestellt. Die Medien wurden jeweils nach 2 Tagen erneuert und nach 5 Tagen erfolgte die Bewertung der Grün-Fluoreszenz unter einem entsprechenden Mikroskop (Nikon Eclipse TE 2000-S, Nikon, Deutschland). Darüber hinaus erfolgten weitere Analysen durch qRT-PCR–Messungen und Immunfluoreszenz-Färbungen gegen *Tubulin beta 3 (Tubb3)* (siehe oben).

3 Ergebnisse

3.1 Isolierung und Charakterisierung ectomesenchymaler Zellen aus dem cornealen Limbus juveniler Mäuse

Murine Cornea Cells (MCCs) wurden aus adhärenten cornealen Gewebestücken nach 3 bis 5 Tagen Kultivierungszeit in Serum-haltigem Standard-Zellkulturmedium isoliert. Die entscheidenden Arbeitsschritte des Präparationsvorganges werden in Abbildung 2 näher erläutert. Die Zellen wuchsen als zirkuläre Cluster aus den Gewebestücken aus und wiesen eine Fibroblasten-ähnliche Morphologie auf (Abbildung 2I). Interessanterweise konnten MCCs nur aus den Corneae juveniler, höchstens 8 Tage alter Mäuse gewonnen werden, nicht jedoch aus Gewebe, das von adulten Tieren stammte.

Als nächster Schritt wurde der Ursprungsort der MCCs innerhalb der Cornea genauer lokalisiert. Hierzu wurden Gewebestücke zum einen vom Limbus alleine präpariert, zum anderen von Corneae ohne Limbus. Um die Region des Limbus sicher identifizieren und abgrenzen zu können, wurden alle Arbeitsschritte unter einem Stereomikroskop durchgeführt. Die Resultate belegen, dass MCCs nicht aus Corneae ohne Limbus gewonnen werden konnten. Dies lässt die Schlussfolgerung zu, dass die proliferierenden Zellen ihren Ursprungsort im cornealen Limbus haben.

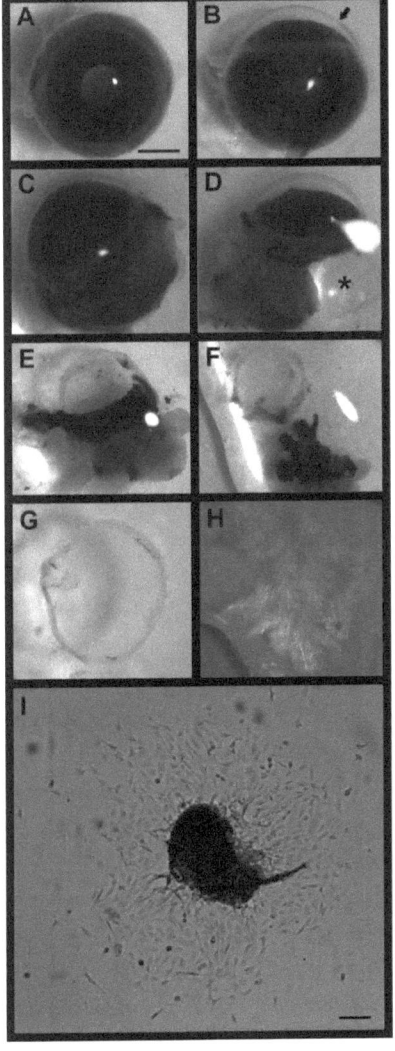

Abb. 2: *Isolierung der MCCs:*
A) Stereomikroskopische Aufnahme eines Auges einer juvenilen Wild-Typ C57Bl6/J Maus in der Ansicht von oben. Maßstabsbalken: 1mm. B) Seitliche Ansicht. Die Cornea ist durch einen Pfeil markiert.

C) bis H) dokumentieren den Arbeitsvorgang der Isolierung: Als erster Präparationsschritt wurde das Auge am Äquator eröffnet (C). Als Folge quellen Linse(*), Glaskörper und Retina (jeweils links davon) heraus (D). Schließlich wurde die transparente Cornea am corneoskleralen Übergang vom restlichen, schwarzfarbigen okularen Gewebe abgelöst ((E) und (F)), sorgfältig von Resten des okularen Gewebes gesäubert (G) und mechanisch mit Hilfe von Skalpell und Pinzette zerkleinert (H). Die so gewonnenen Gewebestücke wurden in Zellkultur gebracht.

I) zeigt das Ergebnis der Isolierung: 5 Tage nach Präparation und Kultivierung in Serum-haltigem Wachstumsmedium fanden sich zirkuläre Cluster von adhärenten, fibroblastoiden Zellen, die aus einem cornealen Gewebestück auswuchsen. Maßstabsbalken: 100µm.

Im Folgenden wurden 4 der 9 etablierten MCC-Linien durch RT-PCR–Messungen und Immunfluoreszenz-Färbungen genauer analysiert. Aufgrund einer zu geringen Zellzahl in den ersten Passagen, konnten ausführliche Charakterisierungsexperimente nicht vor Passage 7 durchgeführt werden. Bei den RT-PCR–Messungen (Abbildung 3) wurden die 4 MCC-Linien semiquantitativ miteinander verglichen. Als Kontrolle diente Gesamt-RNA, die direkt aus cornealem Gewebe gewonnen wurde, ohne dieses vorher in Kultur gebracht zu haben.

Insgesamt wurde ein Expressionsprofil mit 34 Markern erstellt. Die Neuralleisten-Marker *twist gene homolog 1 (Twist)*, *snail homolog 2 (Slug)*, *snail homolog 1 (Snail)* und *SRY-box containing gene 9 (Sox9)* wurden in allen 4 Zelllinien und im Cornea-Gewebe stark exprimiert. Dies galt auch für Stamm-/Progenitorzellmarker wie *ATP-binding cassette subfamily G member 2 (Abcg2)*, *nestin (Nes)*, *Notch gene homolog 1 (Notch1)*, *Musashi homolog 1 (Musahi1)*, *prominin 1 (CD133)*, *CD34 antigen (Cd34)* und *lymphocyte antigen 6 complex locus A (Sca1)*. Andererseits waren MCCs negativ für den retinalen Stammzellmarker *paired box gene 6 (Pax6)* und den hämatopoetischen Marker *protein tyrosine phosphatase receptor type C (Cd45)*. Des Weiteren wurden der mesenchymale Marker *vimentin (Vim)* und der Proliferations-Marker *antigen identified by monoclonal antibody Ki 67 (Ki67)* in allen 4 Zelllinien und im Cornea-Gewebe gefunden. Interessanterweise konnte ferner eine schwach positive Expression endothelialer Marker wie *platelet/endothelial cell adhesion molecule 1 (Pecam1)*, *Von Willebrand factor homolog (Vwf)* und *kinase insert domain protein receptor (Flk1)* nachgewiesen werden. Die Bindegewebsmarker *elastin (Eln)*, *collagen type I alpha 1 (Col1a1)*, *collagen type III alpha 1 (Col3a1)*, fibronectin 1 (Fn1), laminin B1 subunit 1 (Lamb1-1) und laminin beta 2 (Lamb2) waren ebenfalls in allen 4 Zelllinien und im Cornea-Gewebe deutlich positiv. Marker, die mit cornealen stromalen Keratozyten assoziiert sind, wie beispielsweise *lumican (Lum)*, *aldehyde dehydrogenase family 3 subfamily A1 (Aldh)* und *actin alpha 2 smooth muscle aorta (a-SMA)* konnten auch in allen 4 Zelllinien beobachtet werden. *Keratocan (Kera)* wiederum war nur im Cornea-Gewebe zu detektieren. In den 4 MCC-Linien konnten darüber hinaus keinerlei epitheliale Marker wie *keratin 6 (Krt6)*, *keratin 12 (Krt12)* und *keratin 16 (Krt16)* und ebenfalls keine glialen Zellmarker wie *glutamate-ammonia ligase (glutamine synthetase) (Glul)* oder *glial fibrillary acidic protein (Gfap)* gefunden werden. Dies schließt folglich eine Kontamination der MCC-Kulturen mit epithelialen oder glialen Zellen aus.

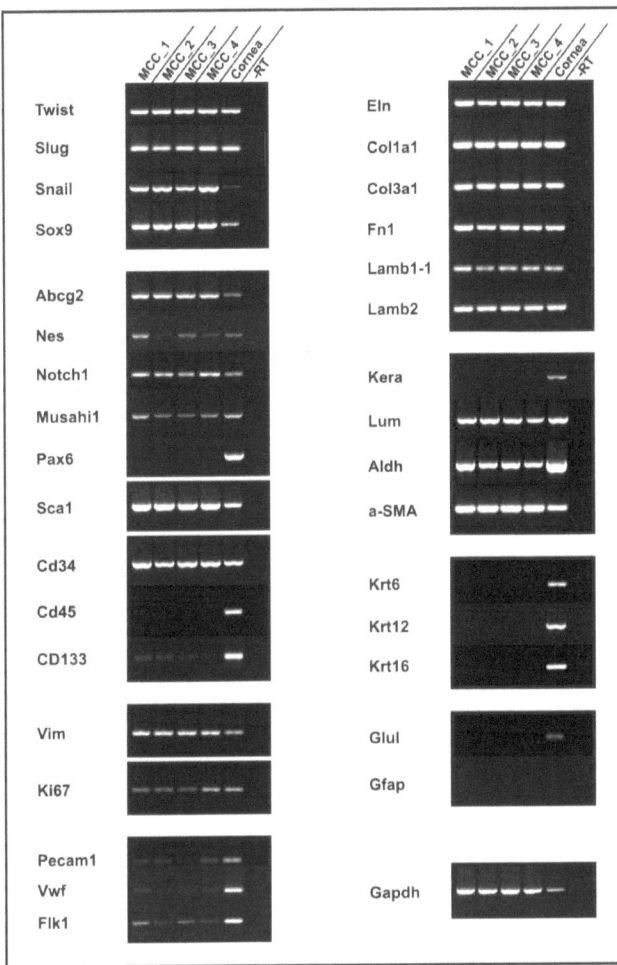

Abb. 3: RT-PCR: Gesamt-RNA wurde sowohl aus 4 verschiedenen Zelllinien (MCC_1-4) bei Passage 7 isoliert, als auch aus cornealem Gewebe (Cornea) von 7 Tage alten Mäusen. Die semiquantitativen RT-PCR–Messungen wurden mit Genspezifischen Primern durchgeführt und via 1.5% Agarose-Gel-Elektrophorese analysiert. Als Primer dienten die Neuralleisten-Marker Twist, Slug, Snail und Sox9 sowie die Stamm- bzw. Progenitorzellmarker Abcg2, Nes, Noch1, Musahi1, Pax6, Sca1, Cd34, Cd133 und der hämatopoetische Marker Cd45. Des weiteren wurde der mesenchymale Marker Vim, der Proliferationsmarker Ki67, die endothelialen Marker Pecam1, Vwf, Flk1 sowie die Bindegewebs-Marker Eln, Col1a1, Col3a1, Fn1, Lamb1-1, Lamb2 und die mit Keratozyten assoziierten Marker Kera, Lum, Aldh und a-SMA getestet. Auch epitheliale Marker wie Krt6, Krt12 und Krt16 sowie gliale Marker wie Glul und Gfap wurden analysiert. Als Housekeeping-Gen wurde Gapdh verwendet. –RT = Gesamt-RNA ohne Reverse Transkriptase (Negativkontrolle).

Die Resultate der Immunfluoreszenz-Färbungen (Abbildung 4) waren übereinstimmend mit den Ergebnissen der RT-PCR–Messungen. MCCs waren positiv für Antikörper, die gegen Notch1, Nes, Sca1, Vim, Ki67, Flk1 und Pecam1 gerichtet waren und negativ für Antikörper gegen Pan Cytokeratin.

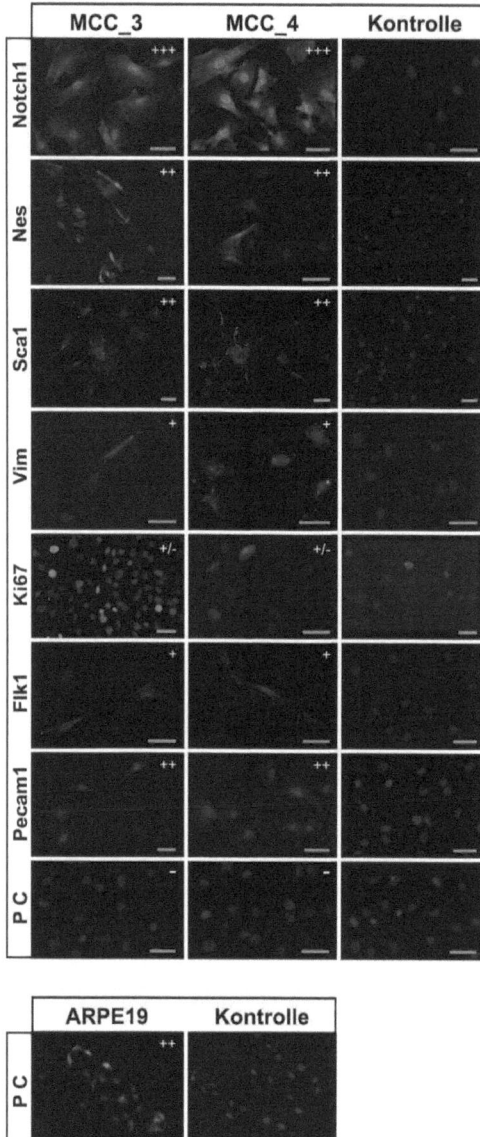

Abb. 4: *Immunfluorenzenz:*
Die Zelllinien MCC_3 und MCC_4 wurden jeweils gegen Notch1 (rot), Nes (rot), Sca1 (rot), Vim (grün), Ki67 (rot), Flk1 (rot), Pecam1 (rot), und Pan Cytokeratin (PC) (grün), gefärbt. Als Positivkontrolle für PC dienten ARPE19 Zellen. Für die Negativkontrolle (Kontrolle) wurde der primäre Antikörper durch 1x PBS ersetzt. Blau = DAPI. Maßstabsbalken: 50µm.
Die Markerexpression wird semiquantitativ durch die Anzahl der „+"-Zeichen angedeutet: „+++" = sehr stark positiv, „++" = stark positiv, „+" = positiv, „+/-" = schwach positiv, „-" = negativ.

Somit kann geschlussfolgert werden, dass MCCs ectomesenchymale, d. h. der Neuralleiste entstammende, Zellen sind, die vom cornealen Limbus juveniler Mäuse isoliert werden konnten und die ein einzigartiges Marker-Profil, inklusive des mesenchymalen Stammzellmarkers Sca1, exprimieren.

3.2 Zell-Proliferation und CFU-Effizienz der MCCs

Zur weitergehenden Charakterisierung der MCCs wurde das Zellproliferationsverhalten untersucht. Hierfür wurden die Zelllinien MCC_3 und MCC_4 jeweils bei Passage 5 bzw. 10 verwendet. Die Ergebnisse, welche auch in Abbildung 5A graphisch wiedergeben sind, lassen erkennen, dass die Proliferation zwischen diesen Passage signifikant abnimmt.

Um das Selbsterneuerungspotential der MCCs abzuschätzen, wurden die CFU-Effizienzen gemessen. Die Anzahl der CFUs stellt einen entscheidenden Parameter für Zellkulturen dar, die Stamm- bzw. Progenitorzellen enthalten. Zur Bewertung der CFUs wurden die Zelllinien MCC_3 und MCC_4 bis Passage 2, bzw. 7 kultiviert, die Analyse ergab einen deutlichen Rückgang der CFUs zwischen diesen Passagen. Dies ist auch aus Abbildung 5B ersichtlich.

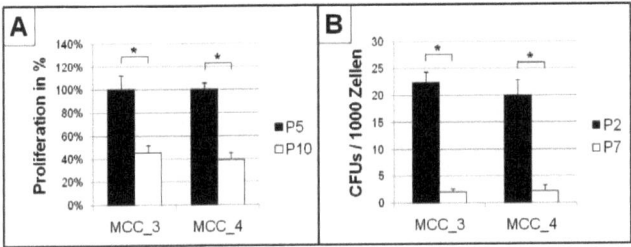

Abb. 5: Zell-Proliferation und CFU-Effizienz der MCCs:
A) Die Proliferationskapazitäten wurden für die Zelllinien MCC_3 und MCC_4 bei den Passagen 5 und 10 bestimmt. Die Proliferationsrate bei Passage 5 wurde als 100% gesetzt. Jeder Balken repräsentiert den Durchschnitt von 6 biologischen Replikaten +/- Standardabweichung (*: Student's T-Test: $p < 0.00001$). B) Kolonie-bildende Einheiten (CFUs) pro 1000 ausgesäte Zellen wurden für die Zelllinien MCC_3 und MCC_4 bei den Passagen 2 und 7 bestimmt. Jeder Balken repräsentiert den Durchschnitt von 6 biologischen Replikaten +/- Standardabweichung (*: Student's T-Test: $p < 0.000001$).

3.3 Differenzierungspotential der MCCs

Die Multipotenz der Zelldifferenzierung der MCCs wurde durch adipogene, osteogene, chondrogene und neuronale Differenzierungsexperimente getestet. Es konnte gezeigt werden, dass MCCs über ein sehr starkes adipogenes Differenzierungspotential verfügen. Nach Applikation des adipogenen Protokolls konnten mit Hilfe der Oil-Red–Färbungen zahlreiche Lipidtröpfchen sichtbar gemacht werden (Abbildung 6A). Diese waren nicht nachweisbar, wenn MCCs lediglich in normalem Wachstumsmedium kultiviert wurden (Abbildung 6B). Darüber hinaus demonstrierten qRT-PCR–Analysen eine deutliche Hochregulierung charakteristischer Adipozyten-Marker wie *peroxisome proliferator activated receptor gamma (ppar γ)* und *lipoprotein lipase (LPL)* (Abbildung 6C).

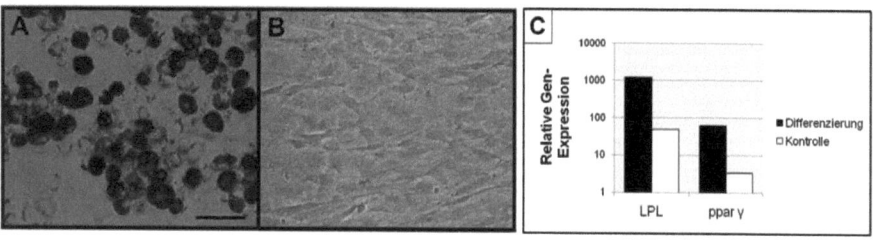

Abb. 6: Ergebnisse der adipogenen Differenzierungsexperimente: A) MCC_3 bei Passage 7 zeigte nach Anwendung des adipogenen Differenzierungsprotokolls zahlreiche Lipidtröpfchen. Diese wurden mit Oil-Red angefärbt. B) Als Kontrolle wurden MCCs für 14 Tage in normalem Wachstumsmedium kultiviert, die Oil-Red Färbung konnte keine Lipidtröpfchen nachweisen. Maßstabsbalken: 25µm. Die Abbildungen haben eine identische Größe.
C) qRT-PCR: Analyse der charakteristischen adipogenen Marker LPL und ppar γ zum einen nach Applikation des Differenzierungsprotokolls und zum anderen nach Kultivierung in normalem Wachstumsmedium für 14 Tage (Kontrolle). Die Ergebnisse sind für die Zelllinie MCC_3 bei Passage 7 dargestellt. Die qRT-PCR–Messungen wurden mit Gen-spezifischen Primern für LPL und ppar γ und durchgeführt. Als Housekeeping-Gen wurde Gusb verwendet. Relative Gen-Expression = 1. Kalibrator = RNA isoliert aus MCC_3 bei Passage 6 vor Ansetzen der Differenzierungsversuche.

Testungen legten ebenfalls nahe, dass MCCs das Potential besitzen, in Osteoblasten zu differenzieren. Durch Färbungen mit Alizarin-Rot konnten, nach Anwendung des osteogenen Differenzierungsprotokolls, zahlreiche Kalziumakkumulationen detektiert werden (Abbildung 7A). Als Negativkontrolle wurden MCCs wiederum in normalem Wachstumsmedium kultiviert, die Alizarin-Rot–Färbungen waren hier negativ (Abbildung 7B). Darüber hinaus zeigten qRT-PCR–Messungen eine Hochregulierung von Osteoblasten-Markern wie *bone gamma-carboxyglutamate protein 2 (Osteocalcin)*, *alkaline phosphatase liver/bone/kidney (Alpl)* oder *runt related transcription factor 2 (Runx2)* (Abbildung 7C).

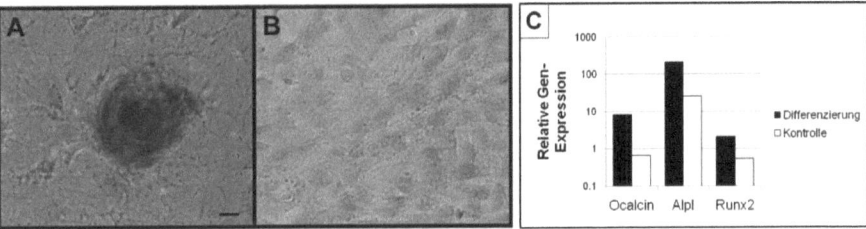

Abb. 7: Ergebnisse der osteogenen Differenzierungsexperimente: A) MCC_3 bei Passage 5 zeigte Kalziumakkumulationen nach Durchlaufen des osteogenen Differenzierungsprotokolls, die mit Alizarin-Rot angefärbt wurden. B) Als Kontrolle wurden MCCs für 28 Tage in normalem Wachstumsmedium kultiviert, hier konnten keine Kalziumakkumulationen gefunden und angefärbt werden. Maßstabsbalken: 25µm. Die Abbildungen haben eine identische Größe.
C) qRT-PCR: Analyse der charakteristischen Osteoblastenmarker Ocalcin, Alpl und Runx2 zum einen nach Applikation des Differenzierungsprotokolls und zum anderen nach Kultivierung in normalem Wachstumsmedium für 28 Tage (Kontrolle). Die Ergebnisse sind für die Zelllinie MCC_3 bei Passage 5 dargestellt. Die qRT-PCR–Messungen wurden mit Gen-spezifischen Primern für Ocalcin, Alpl und Runx2 durchgeführt. Als Housekeeping-Gen wurde Gusb verwendet. Relative Gen-Expression = 1. Kalibrator = RNA isoliert aus MCC_3 bei Passage 4 vor Ansetzen der Differenzierungsversuche.

Chondrogene Differenzierungsversuche ließen erkennen, dass MCCs kein chondrogenes Potential aufweisen. Färbungen mit Alzian-Blau konnten keine Glykosaminoglykane detektieren (Abbildung 8B) und auch qRT-PCR Analysen zeigten keine reproduzierbare Hochregulierung charakteristischer chondrogener Marker wie *collagen type II alpha 1 (Col2a1)* oder *aggrecan (Acan)* (Abbildung 8D).

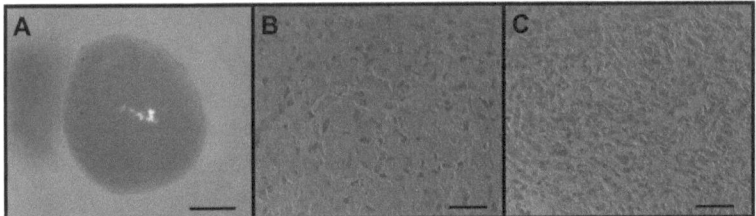

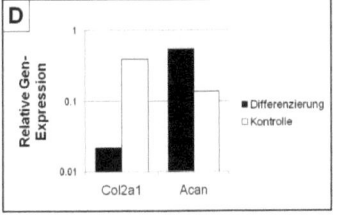

Abb. 8: Ergebnisse der chondrogenen Differenzierungsexperimente:
A) Stereomikroskopische Aufnahme der MCC_3 in Passage 7 nach Durchlaufen des chondrogenen Differenzierungsprotokolls. Es formte sich eine stabile rundliche Struktur mit glatt-glänzender, spiegelnder Oberfläche. Maßstabsbalken: 1mm.
B) Färbungen mit Alzian-Blau konnten allerdings keine Glykosaminoglykane detektieren. Maßstabsbalken: 40µm. C) Als

Kontrolle erfolgte die Pellet-Kultivierung der MCCs für 28 Tage in normalem Wachstumsmedium. Auch hier fanden sich keine anfärbbaren Glykosaminoglykane. Maßstabsbalken: 40µm.

D) qRT-PCR: Analyse der charakteristischen chondrogenen Marker Col2a1 und Acan zum einen nach Applikation des Protokolls, zum anderen nach Pellet-Kultivierung für 28 Tage in normalem Wachstumsmedium (Kontrolle). Die Ergebnisse sind für die Zelllinie MCC_3 bei Passage 7 dargestellt. Die qRT-PCR-Messungen wurden mit Genspezifischen Primern für Col2a1 und Acan durchgeführt. Als Housekeeping-Gen wurde Gusb verwendet. Relative Gen-Expression = 1. Kalibrator = RNA isoliert aus MCC_3 bei Passage 6 vor Ansetzen der Differenzierungsversuche.

Zur Durchführung der neuronalen Differenzierungsexperimente wurden die oben näher erläuterten MCC_GFEAs verwendet. Auch diese Zelllinie wurde wie die übrigen MCC-Linien charakterisiert (Daten werden nicht gezeigt). Es erfolgten RT-PCR–Messungen, hier konnte ein identisches Expressionsprofil charakteristischer Marker wie *Twist, Snail, Slug, Sox9, Notch1, Nes, Abcg2, Musahi1, Sca1, Lum, Vim* und *Ki67* nachgewiesen werden. Des Weiteren wurde mittels MTT-Test und CFU-Bestimmung ein kongruentes Proliferationsverhalten bzw. eine analoge Klonogenität dokumentiert.

Der Grund für die Verwendung dieser besonderen Zelllinie lag in der Idee, einen verhältnismäßig einfach handzuhabenden Assay zur Testung möglichst vieler verschiedener neuronaler Differenzierungsprotokolle zu entwickeln: MCC_GFEAs exprimieren kein GFAP, wenn sie in normalem Wachstumsmedium kultiviert werden, zeigen also keine Grünfluoreszenz. Im Falle einer erfolgreichen neuronalen, bzw. glialen Differenzierung wird GFAP hochreguliert. Folglich kann eine erneut auftretende Fluoreszenz unter einem Fluoreszenzmikroskop beobachtet werden. Dies lässt also eine einfache Ersteinschätzung zu, welche neuronalen, bzw. glialen Protokolle erfolgversprechend sein könnten.

Zunächst wurden 13 verschiedene Protokolle getestet. Bei 7 wurde Grün-Fluoreszenz beobachtet, dies waren die Protokolle NDiff2, NDiff3, NDiff5, NDiff6, NDiff10 und NDiff11. Nach Applikation dieser Protokolle exprimierten die MCC_GFEAs also deutlich EGFP, was eine Hochregulierung von GFAP anzeigt.

Die 3 vielversprechendsten Protokolle, d. h. diejenigen mit den interessantesten Zellmorphologischen Veränderungen und der stärksten neu aufgetretenen Grün-Fluoreszenz, wurden als biologische Triplikate wiederholt und weiter ausgewertet. Dies waren die Protokolle NDiff2, NDiff3 und NDiff11 (in der Publikation *Brandl et al., 2009* (siehe Anhang) folglich als NDiff_1, NDiff_2 und NDiff_3 bezeichnet). Interessanterweise bildeten sich nach Anwendung des NDiff3-Protokolls adhärente Sphere-ähnliche Zell-Cluster (Abbildung 9). qRT-PCR Analysen (Abbildung 10D) demonstrierten eine signifikante Hochregulierung früh-neuronaler Marker wie *tubulin beta 3 (Tubb3)* in allen 3 Protokollen. Der neuronale Stammzellmarker *nestin (Nes)* war ebenfalls signifikant in den Protokollen NDiff2 und NDiff3 hochreguliert. Im Gegensatz dazu war die Expression von *neurofilament medium polypeptide (Nfm)* und *rhodopsin (Rho)* nicht differentiell reguliert. Immunfluorenzenz-Färbungen gegen Tubb3 bestätigten obige Ergebnisse auch auf Proteinebene und zeigten darüber hinaus morphologische Veränderungen der MCCs zu langgestreckten, Neuronen-ähnlichen Zellen (Abbildung 10A bis C). Zusammengefasst beweisen diese Resultate, dass die MCCs neuronales Differenzierungspotential besitzen.

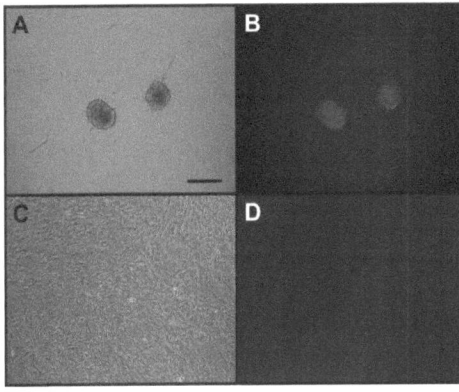

Abb. 9: Ergebnisse der neuronalen Differenzierungsexperimente unter Verwendung der GFEA-Maus:
A) Die Phasenkontrast-Aufnahme zeigt adhärente, Sphere-ähnliche Strukturen nach Differenzierung der MCC_GFEA mit Hilfe des NDiff3 Protokolls. B) Fluoreszenz-Aufnahme von A. Diese demonstriert die Grün-Fluoreszenz der spheroiden Strukturen.
C) Die Phasenkontrast-Aufnahme zeigt herkömmliches, typisches Zellwachstum nach Kultivierung der MCC_GFEAs für 5 Tage in normalem Wachstumsmedium als Kontrolle. D) Fluoreszenz-Aufnahme von C. Diese belegt, dass keine Grün-Fluoreszenz zu detektieren war, wenn MCC_GFEAs in normalem Wachstumsmedium kultiviert wurden. Maßstabsbalken: 100µm. Alle Abbildungen haben dieselbe Größe.

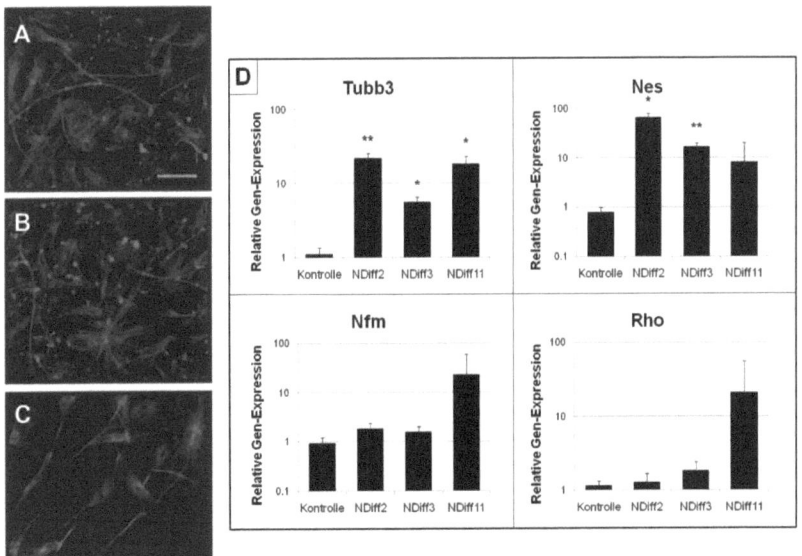

Abb. 10: Weitere Ergebnisse der neuronalen Differenzierungsexperimente unter Verwendung der GFEA-Maus: MCC_GFEAs bei Passage 8 wurden via Immunfluoreszenz-Färbungen gegen Tubb3 nach Durchlaufen der Protokolle

NDiff2 (A) NDiff3 (B) und NDiff11 (C) untersucht. Rot = Tubb3, blau = DAPI. Maßstabsbalken = 100µm. Alle Abbildungen haben dieselbe Größe.

D) qRT-PCR: Analyse der Expression von Tubb3, Nes, Nfm und Rho. Gesamt-RNA wurde von MCC_GFEAs bei Passage 7 nach Durchlaufen der Differenzierungsprotokolle NDiff2, NDiff3 und NDiff11 und nach Kultivierung in normalem Wachstumsmedium isoliert, letzteres diente auch als Kalibrator. Die qRT-PCR–Messungen wurden mit Gen-spezifischen Primern für Tubb3, Nes, Nfm und Rho durchgeführt. Als Housekeeping-Gen wurde Gusb verwendet. Relative Gen-Expression = 1. Kontrolle = MCC_GFEAs kultiviert in normalem Wachstumsmedium für 5 Tage. Jeder Balken repräsentiert den Durchschnitt von 3 biologischen Replikaten +/- Standardabweichung (*Student's T-Test: P < 0.05, **Student's T-Test: P < 0.001).

3.4 Verhalten und Veränderungen der MCCs nach Langzeit-Kultivierung

Die bisher aufgeführten Resultate wurden unter Kultivierung der MCCs bis einschließlich Passage 10 erzielt. Darüber hinaus bestand natürlich großes Interesse darin, das Verhalten der Zellen über diese frühen Passagen hinaus näher zu beleuchten.

Überraschenderweise konnten MCCs für mehr als 60 Passagen kultiviert werden. Ferner stiegen nach Passage 10 die Proliferationsraten erneut signifikant an und auch die CFU-Effizienzen nahmen signifikant zu. Dies ist in Abbildung 11 exemplarisch für die Zelllinie MCC_3 wiedergegeben. Es konnten allerdings keinerlei Veränderungen bezüglich der Morphologie oder Größe der Zellklone beobachtet werden.

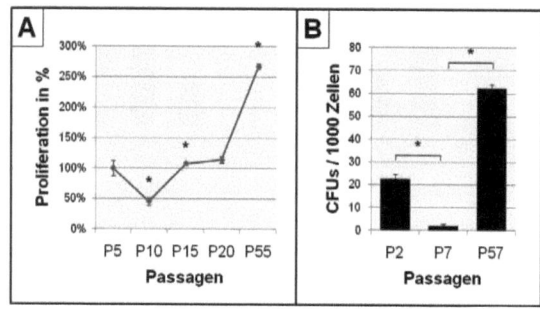

Abb. 11: Zell-Proliferation und CFU-Effizienz der MCCs in frühen und späten Passagen:

A) Proliferationsverhalten der MCCs bestimmt für MCC_3 in Passage 5, 10, 15, 20, 55. Die Werte der Passagen 5 und 10 sind aus Abbildung 5 übernommen, um den Gesamtverlauf besser verdeutlichen zu können. Die Proliferationsrate bei Passage 5 wurde als 100% gesetzt. Jeder Balken repräsentiert den Durchschnitt von 6 biologischen Replikaten +/- Standardabweichung (*Student's T-Test: p < 0.00001). B) Kolonie-bildende Einheiten (CFUs) pro 1000 ausgesäte Zellen bestimmt für die Zelllinie MCC_3 bei den Passagen 2, 7 und 57. Die Zahlenwerte der Passagen 2 und 7 sind aus Abbildung 5 übernommen, um den Gesamtverlauf besser verdeutlichen zu können. Jeder Balken repräsentiert den Durchschnitt von 6 biologischen Replikaten +/- Standardabweichung (*Student's T-Test: p < 0.000001).

Des Weiteren wurde evaluiert, ob es während der Langzeit-Zellkultivierung zu Veränderungen im Genexpressionsprofil der MCCs gekommen war. Hierfür wurden mit Hilfe von RT-PCR–Messungen charakteristische Marker in frühen und späten Passagen semiquantitativ miteinander verglichen (Abbildung 12). Interessanterweise konnten Stamm- bzw. Progenitorzellmarker wie *Notch1*, *Nes*, *Abcg2* und *Musahi1* sowohl in Passage 3 als auch in Passage 15 gefunden werden. Die Neuralleisten-Marker *Twist* und *Snail*, wie auch der mit cornealen stromalen Keratozyten assoziierte Marker *Lum* und der mesenchymale Marker *Vim* waren ebenfalls in beiden Passagen nachweisbar. Die Resultate, obwohl natürlich semiquantitativ zu verstehen, deuten außerdem darauf hin, dass die Expression des Zellproliferationsmarkers *Ki67* in Passage 15 sogar zunahm.

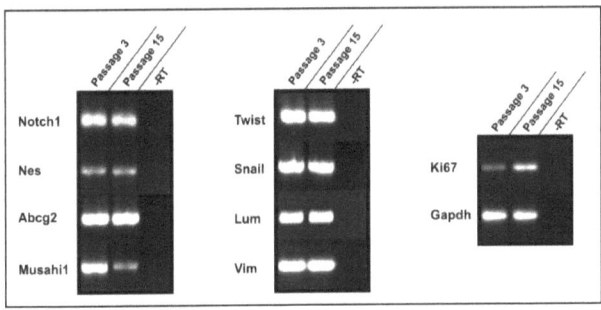

Abb. 12: *RT-PCR: Semiquantitativer Vergleich charakteristischer MCC-Marker in frühen und späten Passagen. Gesamt-RNA wurde von der Zelllinie MCC_3 bei den Passagen 3 und 15 isoliert. Die RT-PCR–Messungen wurden mit Genspezifischen Primern durchgeführt und via 1.5% Agarose-Gel-Elektrophorese analysiert. Als charakteristische MCC-Marker wurden die Stamm- bzw. Progenitorzellmarker Notch1, Nes, Abcg2 und Musahi1 sowie die Neuralleisten-Marker Twist und Snail getestet. Die Expression des Keratozyten-assoziierten Markers Lum, des mesenchymalen Markers Vim, wie auch des Proliferationsmarkers Ki67 wurden ebenfalls verglichen. Letzterer scheint im Rahmen dieser semiquantitativen Messungen in Passage 15 stärker exprimiert als in Passage 3. Als Housekeeping-Gen wurde Gapdh verwendet. –RT = Gesamt-RNA ohne Reverse Transkriptase (Negativkontrolle).*

Neben der RT-PCR–Analyse entscheidender Stamm- bzw. Progenitorzellmarker wurde zur weiteren Evaluation der Stammzellqualitäten der MCCs nach Langzeit-Kultivierung ferner die Multipotenz der Zelldifferenzierung in späteren Passagen untersucht. Die Ergebnisse belegten, dass MCCs auch nach extensiver Zellkultur die Fähigkeit zur adipogenen und osteogenen Differenzierung aufrechterhalten (Abbildung 13).

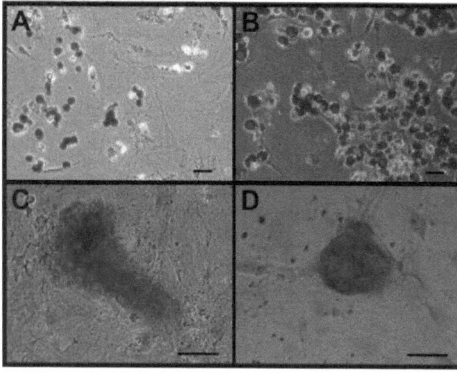

Abb. 13: Ergebnisse der adipogenen und osteogenen Differenzierung von MCCs in frühen und späten Passagen:
A) MCC_4 bei Passage 4 zeigte viele Lipidtröpfchen nach Durchlaufen des adipogenen Differenzierungsprotokolls. Diese wurden mit Oil-Red gefärbt. B) Auch MCC_4 bei Passage 24 demonstrierte viele anfärbbare Lipidtröpfchen. C) MCC_4 bei Passage 4 ließ nach Durchlaufen des osteogenen Differenzierungsprotokolls Kalziumakkumulationen erkennen, die mit Alizarin-Rot angefärbt wurden. D) Auch bei MCC_4 in Passage 24 waren Kalziumakkumulationen anfärbbar. Maßstabsbalken: 50 µm.

Darüber hinaus wurde die genetische Stabilität der MCCs nach Langzeit-Kultivierung überprüft. Hierfür wurden Chromosomen-Analysen sowohl in frühen als auch späten Passagen durchgeführt (Abbildung 14). Dies erfolgte in Kooperation mit Dr. Johanna Käsbauer, Zentrum für Humangenetik, Regensburg. Die Karyotypisierung ergab, dass MCCs in Passage 8 numerisch regelrechte und strukturell unauffällige Karyogramme mit 40 Chromosomen aufwiesen. In Passage 25 jedoch zeigten die Zellen keine diploiden Chromosomensätze mehr, sondern weitreichende numerische Aberrationen. In 40 untersuchten Metaphasen fanden sich im Durchschnitt 87.8 +/- 31.97 Chromosomen pro Zelle. In Passage 55 waren es durchschnittlich 70.6 +/- 9.47 Chromosomen pro Zelle, ebenfalls in 40 untersuchten Metaphasen.

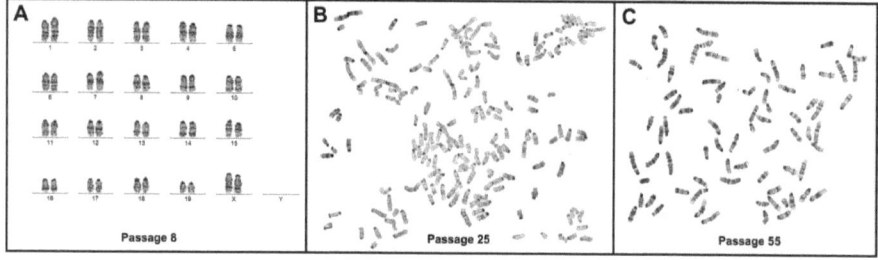

Abb. 14: Ergebnisse der Karyotypisierung von MCCs in frühen und späten Passagen: A) MCCs bei Passage 8 zeigten ein numerisch und strukturell normales diploides Karyogramm mit 40 Chromosomen. B) Im Gegensatz dazu konnten bei Passage 25 gravierende numerische Aberrationen nachgewiesen werden. Das hier abgebildete Beispiel stellt 168 Chromosomen, die in einer einzigen Zelle gefunden wurden, dar. C) Auch bei MCCs der Passage 55 zeigten sich numerische chromosomale Aberrationen. Das hier abgebildete Beispiel belegt einen nahezu tetraploiden Chromosomensatz mit 76 Chromosomen.

Außerdem wurde die Expression wichtiger, mit dem Zellzyklus assoziierter Gene durch qRT-PCR–Messungen analysiert und erneut der Vergleich zwischen frühen und späten Passagen gezogen (Abbildung 15). Interessanterweise war die *telomerase reverse transcriptase (Tert)* nach ausgedehnter Proliferation signifikant herunterreguliert. Darüber hinaus nahm die Expression der Tumorsuppressor-Gene *cyclin-dependent kinase inhibitor 2A (p16)* und *cyclin-dependent kinase inhibitor 1A (p21)* während des Prozesses der Zellkultivierung ebenfalls signifikant ab.

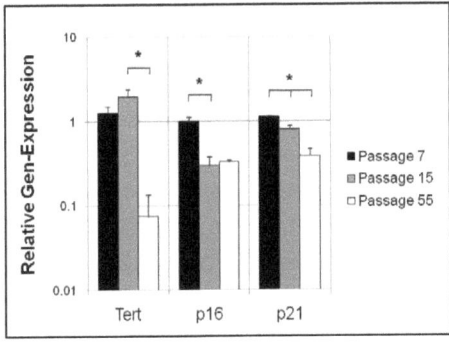

Abb. 15: *qRT-PCR:*
Analyse der Expression Zellzyklus-assoziierter Gene wie Tert, p16 und p21 bei MCCs in frühen und späten Passagen. Gesamt-RNA wurde von MCC_3 in Passage 7, 15 und 55 isoliert. Die qRT-PCR–Messungen wurden mit Gen-spezifischen Primern für Tert und die Tumorsuppressorgene p16 und p21 durchgeführt. Als Housekeeping-Gen wurde Gusb verwendet. Relative Gen-Expression = 1. Kalibrator = RNA isoliert aus MCC_3 bei Passage 7. Jeder Balken repräsentiert den Durchschnitt von 3 biologischen Replikaten +/- Standardabweichung (*Student's t-Test: $P < 0.005$).

4 Diskussion

4.1 Vergleich der MCCs mit etablierten cornealen Stamm- bzw. Progenitor-Zelllinien

In der vorliegenden Arbeit gelang es, 9 Sca1-positive Zelllinien aus dem cornealen Limbus maximal 8 Tage alter Mäuse zu isolieren und erfolgreich zu kultivieren. Diese Murine Cornea Cells (MCCs) exprimieren ein charakteristisches und einzigartiges genetisches Markerprofil, einschließlich der Neuralleisten-Marker *Twist, Slug, Snail* und *Sox9*. Somit ist deutlich ein ectomesenchymaler Ursprung der Zellen belegt. Die in der hiesigen Studie identifizierten Zelllinien zeigten Differenzierungspotential für multiple Zelltypen. Der corneale Limbus juveniler Mäuse beheimatet demnach neben epithelialen Stammzellen (19;34) auch ectomesenchymale Zellen, die Stamm- bzw. Progenitorzellmarker exprimieren und Multipotenz unter *in vitro*-Bedingungen aufweisen.

Große Sorgfalt wurde bei der Präparation des cornealen Gewebes darauf verwendet, Kontaminationen mit periokularen mesenchymalen Zellen zu vermeiden. Sämtliche Arbeitsschritte wurden unter einem Stereomikroskop durchgeführt. Darüber hinaus wurden die etablierten Zelllinien sorgfältig durch Genexpressions-Analysen charakterisiert. Es besteht dennoch die theoretische Möglichkeit, dass MCCs epithelialen Stammzellen, Knochenmarkstammzellen oder Stammzellen des Trabekelwerks bzw. Endothels, welche sich ebenfalls in der limbalen Region befinden, entstammen. Die Genexpressions-Analysen dokumentieren allerdings eine klare Abwesenheit epithelialer Marker wie *Krt6*, *Krt12* und *Krt16*, so dass eine Kontamination der MCC-Kulturen mit epithelialen Zellen überzeugend verneint werden kann. MCCs sind außerdem stark positiv für *Sca1*, einem wichtigen Marker mesenchymaler Stammzellen.(24;37) Dies macht es unwahrscheinlich, dass MCCs transienten migrierenden neuralen Zellen ähneln.(36)

An dieser Stelle sollen die MCCs in den Gesamtzusammenhang bereits bekannter cornealer Stamm- bzw. Progenitorzellen eingeordnet werden. Vorangegangene Studien belegten das Vorhandensein unterschiedlicher Progenitorzell-Typen in den Corneae unterschiedlicher Spezies.(7;11;21;34) Um die hier etablierten MCCs korrekt klassifizieren zu können, müssen sie mit diesen vorausgehenden Ergebnissen verglichen werden.

MCCs können gegen andere murine corneale Zelllinien durch das Vergleichen der Marker-Expressionsprofile abgegrenzt werden. Stromale Keratozyten exprimieren, im Gegensatz zum cornealen Epithelium und Endothelium, den hämatopoetischen Stammzellmarker *Cd34*.(16;32) Das Stroma enthält interessanterweise auch *Cd45*-positive Leukozyten.(3) Ferner wurden *Cd34*- und *Cd45*-positive Zellen im cornealen Stroma identifiziert. Diese stammen vermutlich aus dem Knochenmark, ihre exakte Funktion ist bisher allerdings noch unklar.(32) In der hiesigen Studie konnte gezeigt werden, dass MCCs in der Tat *Cd34*-positiv sind, allerdings den Blutzellenmarker

Cd45 nicht exprimieren. Hieraus kann geschlussfolgert werden, dass MCCs durchaus cornealen Keratozyten ähneln, aber nicht von hämatopoetischen oder stromalen Knochenmarkszellen abstammen.

In einer Arbeit mit Corneae adulter Rinder demonstrierten Funderburgh et al. 2005 die Präsenz von Pax6-positiven Progenitorzellen im cornealen Stroma dieser Tiere.(11) Die identifizierte Zellpopulation war zu klonalem Wachstum fähig und konnte *in vitro* kultiviert werden, ohne die für Keratozyten charakteristische Marker-Expression und dendritische Morphologie einzubüßen. Erstaunlicherweise wurden diese Zellen, ähnlich wie die MCCs, während des Prozesses der Zellkultivierung replikativ seneszent. Außerdem waren die bovinen Progenitorzellen von Funderburgh et al. spontan dazu in der Lage, Spheres zu bilden, während MCCs dies lediglich nach Durchlaufen eines spezifischen neuronalen Differenzierungsprotokolls bewerkstelligten. Der Vergleich der Markerexpressionsprofile beider Zelllinien ergab, dass beide positiv für die Stammzellmarker *Abcg2* und *Notch1* waren und beide den mit Keratozyten assoziierten Marker *Aldh* exprimierten. Andererseits waren MCCs negativ für *Kera* oder *Pax6*, Marker, die als charakteristisch für die bovine Zelllinie von Funderburgh et al. beschrieben wurden.

Die Identifikation cornealer stromaler Progenitorzellen wurde ergänzt durch eine Studie mit humanen Corneae.(7) Hier konnten *Abcg2*- und *Pax6*-positive, adulte Stammzellen in der Nähe des humanen cornealen Limbus identifiziert werden. Diese Zellen erwiesen sich als klonogen, gut kultivierbar und zeigten Zelldifferenzierungspotential in Chondrozyten, Neuronen-ähnliche Zellen und Keratozyten. Im Gegensatz zu den MCCs offenbarten diese humanen cornealen Progenitorzellen kein adipogenes Differenzierungspotential. Es sind gewiss weitere Untersuchungen nötig, um den genauen Zusammenhang der MCCs mit diesen humanen Zellen zu analysieren.

Eine wichtige *in vivo*-Studie beleuchtete die bekannten Kapazitäten der Cornea, ihr Gewebe nach Verletzungen zu regenerieren.(21) Es gibt zahlreiche Hinweise, dass ectomesenchymale corneale Zellen mit Stammzell-ähnlichen Eigenschaften in diesen lebenslangen Regenerationsprozess involviert sind. Lwigale et al. haben 2005 für ihre Arbeit chimäre Wachtel/Hühnchen Transplantate verwendet, um die Einwanderung von ectomesenchymalen Progenitorzellen in die Cornea nachzuverfolgen. Die Arbeitsgruppe konnte zeigen, dass die cornealen Keratozyten auch in späten Stadien der embryonalen Entwicklung nicht terminal differenziert sind. Die Zellen halten ihre Multipotenz aufrecht und steuern zu nicht-neuronalen ectomesenchymalen Gewebederivaten bei, einschließlich dem cornealen Stroma und Endothel. Lwigale et al. deuteten an, dass diese Plastizität der Keratozyten zu den Vorgängen der Wundheilung lebenslang beitragen könnte.(21) Weiterführende Untersuchungen der MCCs müssen folglich auch *in vivo*-Testungen beinhalten, um die Bedeutung der MCCs für die corneale Geweberegeneration beleuchten zu können.

Diskussion

Yoshida et al. konnten 2006 ectomesenchymale, „neural crest-derived stem cells" (NCSCs), durch Kultivierung cornealer stromaler Zellen in Serum-Replacement-Medium gewinnen.(42) Die NCSCs bildeten nicht-adhärente, Sphere-ähnliche Cluster und demonstrierten Differenzierungspotential in Richtung Adipozyten, Chondrozyten und neuronale Zellen. Beide Zelllinien, die in dieser Arbeit etablierten MCCs und die NCSCs, zeigten sich zur adipogenen und neuronalen Differenzierung fähig. MCCs bewiesen zusätzlich osteogenes Potential, dies wurde für die NCSCs jedoch nicht beschrieben. Andererseits zeigten die NCSCs chondrogenes Potential, was wiederum bei den MCCs nicht gefunden werden konnte. Neben diesen Unterschieden in der Fähigkeit zur Zelldifferenzierung, bestätigten auch die Markerexpressionsprofile beider Zelllinien weitere substanzielle Eigenheiten der beiden Linien. Während MCCs positiv für *Cd34*, *Aldh* und *Kera* waren, wenn sie unter Serum-haltigen Bedingungen kultiviert wurden, exprimierten NCSCs diese Marker nicht.(43) Ein weiterer interessanter Unterschied zwischen den beiden Zelllinien lag in der Methode der Zellisolierung. NCSCs bildeten Spheres, d. h. nicht-adhärente, kugelförmige Zellcluster, wohingegen Plastik-adhärente MCCs aus cornealen Gewebestücken auswuchsen und Zellkolonien bildeten. Der in der hiesigen Studie angewandte Ansatz der Zellgewinnung stellt eine anerkannte und etablierte Verfahrensweise zur Isolierung mesenchymaler oder ectomesenchymaler Stammzellen dar.(6;17) MCCs mussten aus cornealem Gewebe auswandern und bewiesen somit ihre sehr gut ausgebildeten Migrationsfähigkeiten. Zellmigration und Proliferation sind wichtige Merkmale von Stamm- bzw. Progenitorzellen, MCCs demonstrierten demzufolge Stammzell-ähnliche Besonderheiten.

NCSCs wurden aus adulten Mäusen isoliert. Im Gegensatz dazu wurden die in der vorliegenden Studie etablierten MCCs aus dem cornealen Gewebe juveniler, höchstens 8 Tage alter Tiere gewonnen. Dies deutet darauf hin, dass es sich bei MCCs um embryonale Zellen handelt, die nur während eines definierten Stadiums der Augen-Entwicklung existieren. MCCs könnten in adulten Augen eventuell von den NCSCs ersetzt werden. MCCs sind isolierbar bis zum Zeitpunkt des Augen-Öffnens, einem entscheidenden Schritt im Prozess der Augen-Entwicklung. In Mausaugen findet er zwischen dem 12. und 14. postnatalen Tag statt. Zuvor durchlebt die Cornea ein beachtliches Maß an Differenzierung und Entwicklung in Dicke und Zellularität. Darüber hinaus ergeben sich drastische Veränderungen auf Ebene der Zellproliferation. Die Anzahl der Zellen, welche aktiv den Zellzyklus durchschreiten, sinkt, sowohl im cornealen Stroma als auch im Endothel, bis zum Zeitpunkt des Augen-Öffnens dramatisch.(44) Die hiesige Studie zeigt, dass MCCs nur von Tieren mit geschlossenen Augen isoliert werden konnten, solange also eine höhere Zahl an neuen Zellen gebildet wird. Durchgeführte Genexpressionsanalysen belegen zwar, dass MCCs *Pax6*, einen Marker für Vorläuferzellen des Auges (8), nicht exprimieren. Dennoch sind MCCs den vorliegenden Fakten zufolge als embryonale Vorläuferzellen des juvenilen Auges zu werten.

Zusammengefasst belegen Vergleiche mit anderen, bisher etablierten cornealen Stamm- bzw. Progenitorzelllinien, dass es sich bei den hier identifizierten MCCs um eine neue, bislang unbekannte ectomesenchymale Zelllinie aus dem cornealen Limbus juveniler Mäuse handelt, die mit stromalen Keratozyten verwandt ist und wesentliche Stammzelleigenschaften aufweist.

4.2 Spontane Immortalisierung der MCCs nach chromosomaler Aberration

Überraschenderweise zeigte sich, dass die hier etablierten MCCs einen Teil ihrer Proliferationskapazität und CFU-Effizienz innerhalb der ersten 10 Zellkultur-Passagen einbüßten. Eine Erklärung hierfür könnte in der Tatsache liegen, dass mesenchymale Stammzellen häufig zwischen Passage 7 und 12 replikativ seneszent werden. Dies ist ein bekannter, kontinuierlicher Prozess, der bereits mit der ersten Passage beginnt.(38) Alternativ könnten diese Beobachtungen mit der in der Einleitung bereits angesprochenen, asymmetrischen Zellteilung von Stammzellen während ihrer Kultivierung begründet werden. Die asymmetrische Zellkinetik kann zu einer abnehmenden Anzahl von Stammzellen in einer Zellkultur und so zu einer Abnahme der Proliferation führen.(31)

Allerdings bewiesen die in der vorliegenden Studie ebenfalls durchgeführten Langzeit-Kultivierungsexperimente, dass MCCs sich trotz der rückläufigen Proliferationskapazität bis Passage 10 weit über diese Passagen hinaus kultivieren ließen. Die Proliferationsraten und auch die CFU-Effizienzen stiegen im Verlauf der Kultivierung erneut an, obwohl identische Zellkultur-Techniken zur Anwendung kamen. Die Zellen demonstrierten eine Lebensdauer von mindestens 60 Passagen. Dies ist durchaus ungewöhnlich für primäre somatische Zellen. Grundsätzlich wird der Nutzen und die Verwendbarkeit derartiger primärer Zellen durch ihre eingeschränkte Lebensspanne oft limitiert.(29) Um MCCs zukünftig eventuell für stammzelltherapeutische Ansätze verwenden zu können, ist es also von großem Vorteil, wenn sie in hoher Anzahl verfügbar sind.

Entscheidend ist ebenfalls, dass MCCs während des Prozesses der Langzeit-Kultivierung ihr charakteristisches Genexpressionsprofil inklusive Stamm-/Progenitorzellmarker aufrecht erhalten konnten. Darüber hinaus büßten sie auch ihre Multipotenz nicht ein und waren ebenso in hohen Passagen noch dazu in der Lage, in Richtung Adipozyten und Osteozyten zu differenzieren.

Die durchgeführten Experimente belegten jedoch, dass sich bei den MCCs während der Langzeit-Kultivierung numerische chromosomale Aberrationen anhäuften. Während in frühen Passagen normale diploide Chromosomensätze vorlagen, fanden sich in höheren Passagen nahezu tetraploide Sätze. Es ist bekannt, dass Aneuploidie sehr häufig in den Zellen solider Tumore zu finden ist und dass Tumorzellen im Laufe der Tumorprogression zunehmend aneuploid werden.(27) Erstaunlicherweise konnte zwischen Passage 25 und 55 eine erneute Abnahme der Chromosomenzahl beobachtet werden, deren Ursache bisher allerdings unbekannt bleibt.

Neben der Karyotypisierung wurden zusätzlich Gene analysiert, die mit dem Zellzyklus assoziiert sind und oft in immortalisierten Tumorzellen reguliert werden. Die Ergebnisse demonstrierten, dass *Tert* in späten Passagen signifikant herunterreguliert wurde. Wie weithin bekannt, spielt die Telomerase-Expression eine substantielle Rolle im Alterungsprozess von Zellen. In postnatalen somatischen Zellen ist sie normalerweise unterdrückt, was in einer progredienten Verkürzung der Telomere resultiert. Eine Deregulierung der Telomerase-Expression in somatischen Zellen kann in den Prozess der Onkogenese involviert sein. Studien mit Mäusen weisen interessanterweise auch darauf hin, dass die Telomerase bei der Reparatur von Chromosomen involviert ist.(10;28;35)

Des Weiteren zeigten die Ergebnisse, dass die Expression von *p16* ebenfalls in späten Passagen abnahm. *P16* ist als wichtiges Tumorsuppressorgen in Mäusen und vielen anderen Spezies bekannt und ist in einer Reihe verschiedenster Tumore häufig mutiert. Eine verstärkte Expression von *p16* verringert normalerweise die Proliferation von Stammzellen und steigert die Rate der Zellseneszenz.(18;30)

Ferner wurde in den MCC-Kulturen der Zellzyklus-Inhibitor *p21* in späten Passagen herunterreguliert. *P21* spielt eine entscheidende Rolle bei der Reparatur von DNA-Schäden und ist an den Vorgängen der terminalen Differenzierung und replikativen Seneszenz beteiligt. Zusätzlich konnte gezeigt werden, dass *p21*-Knockout-Mäuse spontan Tumore entwickeln, was die Wichtigkeit von *p21* für die Tumorsuppression unterstreicht.(12;13;22)

In Anbetracht all dieser im Prozess der Langzeit-Kultivierung von MCCs gewonnenen Erkenntnisse, konnte die Schlussfolgerung gezogen werden, dass MCCs nach extensiver Proliferation Eigenschaften entwickeln, die denen von Tumorzellen ähneln.

4.3 Zusammenfassung

In der vorliegenden Studie konnte die erfolgreiche Isolierung ectomesenchymaler Zellen aus dem cornealen Limbus juveniler Mäuse dargestellt werden. Die hier etablierten Zellen sind mit stromalen Keratozyten verwandt und stammen nicht von hämatopoetischen oder stromalen Knochenmarkszellen ab. Sie demonstrieren Stammzell-ähnliche Eigenschaften und Fähigkeiten, wie Zellmigration, Proliferation, Klonogenität und Multipotenz der Zelldifferenzierung. Darüber hinaus exprimieren sie Stamm- oder Progenitorzellmarker wie *Notch1*, *Nes* und *Sca1*. Interessanterweise wurden MCCs nur in juvenilen Mäusen gefunden bevor die Tiere das Entwicklungsstadium der Augenlid-Öffnung erreichten. Weiterführende, auch *in vivo-*Untersuchungen, könnten zukünftig die exakte Rolle und Bedeutung der MCCs für die corneale Entwicklung evaluieren.

Trotz der Tatsache, dass es sich bei MCCs um primäre Zellen handelt, konnten sie erfolgreich für mindestens 60 Passagen subkultiviert werden. Proliferation und CFU-Kapazität der MCCs nahmen bis Passage 10 ab, stiegen aber dann erneut signifikant an. Auch in höheren Passagen exprimierten MCCs Stamm- bzw. Progenitorzellmarker und behielten Stammzell-ähnliche Eigenschaften wie Proliferation, Klonogenität und Multipotenz bei. Jedoch entwickelten MCCs im Laufe der Subkultivierung numerische chromosomale Aberrationen. Die Expression von Tumorsuppressorgenen wie *p16* und *p21* sank ebenfalls. Dies unterstreicht die Möglichkeit, dass die Stammzell-ähnlichen MCCs nach Langzeit-Kultivierung eine Transformation zu Tumor-ähnlichen Zellen durchlebten, die am wahrscheinlichsten nach Passage 10 und noch vor Passage 15 stattfand. Daher könnte die Verwendbarkeit der MCCs für therapeutische Anwendungen limitiert sein und sollte sich möglicherweise auf Zellen beschränken, die jünger sind als Passage 10, da bis zu dieser Passage die genetische Stabilität der MCCs sichergestellt werden konnte.

Dessen ungeachtet erlaubt und erleichtert die Etablierung einer neuen, stabilen, gut proliferierenden Cornea-Zelllinie, die auch nach extensiver Subkultivierung ihre Multipotenz der Zelldifferenzierung aufrechterhält, zukünftige Studien zur cornealen Zellbiologie oder allgemeinen Stammzellbiologie.

5 Literaturverzeichnis

1. Alison MR, Islam S. Attributes of adult stem cells. J Pathol. 2009;217:144-160.

2. Alison MR, Poulsom R, Forbes S, et al. An introduction to stem cells. J Pathol. 2002;197:419-423.

3. Brissette-Storkus CS, Reynolds SM, Lepisto AJ, et al. Identification of a novel macrophage population in the normal mouse corneal stroma. Invest Ophthalmol Vis Sci. 2002;43:2264-2271.

4. Castro-Munozledo F. Corneal epithelial cell cultures as a tool for research, drug screening and testing. Exp Eye Res. 2008;86:459-469.

5. Davanger M, Evensen A. Role of the pericorneal papillary structure in renewal of corneal epithelium. Nature. 1971;229:560-561.

6. Degistirici O, Jaquiery C, Schonebeck B, et al. Defining properties of neural crest-derived progenitor cells from the apex of human developing tooth. Tissue Eng Part A. 2008;14:317-330.

7. Du Y, Funderburgh ML, Mann MM, et al. Multipotent stem cells in human corneal stroma. Stem Cells. 2005;23:1266-1275.

8. Favor J, Gloeckner CJ, Neuhauser-Klaus A, et al. Relationship of Pax6 activity levels to the extent of eye development in the mouse, Mus musculus. Genetics. 2008;179:1345-1355.

9. Fini ME, Stramer BM. How the cornea heals: cornea-specific repair mechanisms affecting surgical outcomes. Cornea. 2005;24:S2-S11.

10. Flores I, Benetti R, Blasco MA. Telomerase regulation and stem cell behaviour. Curr Opin Cell Biol. 2006;18:254-260.

11. Funderburgh ML, Du Y, Mann MM, et al. PAX6 expression identifies progenitor cells for corneal keratocytes. FASEB J. 2005;19:1371-1373.

12. Gartel AL. Is p21 an oncogene? Mol Cancer Ther. 2006;5:1385-1386.

13. Gartel AL, Radhakrishnan SK. Lost in transcription: p21 repression, mechanisms, and consequences. Cancer Res. 2005;65:3980-3985.

14. Handley CJ, Phelps CF. The concentrations of sugar nucleotides in bovine corneal epithelium and endothelium. Biochem J. 1972;127:911-912.

15. Hay ED. Development of the vertebrate cornea. Int Rev Cytol. 1979;63:263-322.

16. Joseph A, Hossain P, Jham S, et al. Expression of CD34 and L-selectin on human corneal keratocytes. Invest Ophthalmol Vis Sci. 2003;44:4689-4692.

17. Kerkis I, Kerkis A, Dozortsev D, et al. Isolation and characterization of a population of immature dental pulp stem cells expressing OCT-4 and other embryonic stem cell markers. Cells Tissues Organs. 2006;184:105-116.

18. Krishnamurthy J, Ramsey MR, Ligon KL, et al. p16INK4a induces an age-dependent decline in islet regenerative potential. Nature. 2006;443:453-457.

19. Limb GA, Daniels JT. Ocular regeneration by stem cells: present status and future prospects. Br Med Bull. 2008;85:47-61.

20. Limb GA, Daniels JT, Cambrey AD, et al. Current prospects for adult stem cell-based therapies in ocular repair and regeneration. Curr Eye Res. 2006;31:381-390.

21. Lwigale PY, Cressy PA, Bronner-Fraser M. Corneal keratocytes retain neural crest progenitor cell properties. Dev Biol. 2005;288:284-293.

22. Martin-Caballero J, Flores JM, Garcia-Palencia P, et al. Tumor susceptibility of p21(Waf1/Cip1)-deficient mice. Cancer Res. 2001;61:6234-6238.

23. McGowan SL, Edelhauser HF, Pfister RR, et al. Stem cell markers in the human posterior limbus and corneal endothelium of unwounded and wounded corneas. Mol Vis. 2007;13:1984-2000.

24. Morikawa S, Mabuchi Y, Kubota Y, et al. Prospective identification, isolation, and systemic transplantation of multipotent mesenchymal stem cells in murine bone marrow. J Exp Med. 2009;206:2483-2496.

25. Muller LJ, Pels L, Vrensen GF. Novel aspects of the ultrastructural organization of human corneal keratocytes. Invest Ophthalmol Vis Sci. 1995;36:2557-2567.

26. Nolte C, Matyash M, Pivneva T, et al. GFAP promoter-controlled EGFP-expressing transgenic mice: a tool to visualize astrocytes and astrogliosis in living brain tissue. Glia. 2001;33:72-86.

27. Rao CV, Yamada HY, Yao Y, et al. Enhanced genomic instabilities caused by deregulated microtubule dynamics and chromosome segregation: a perspective from genetic studies in mice. Carcinogenesis. 2009.

28. Samper E, Flores JM, Blasco MA. Restoration of telomerase activity rescues chromosomal instability and premature aging in Terc-/- mice with short telomeres. EMBO Rep. 2001;2:800-807.

29. Sarthy VP, Brodjian SJ, Dutt K, et al. Establishment and characterization of a retinal Muller cell line. Invest Ophthalmol Vis Sci. 1998;39:212-216.

30. Sharpless NE, Bardeesy N, Lee KH, et al. Loss of p16Ink4a with retention of p19Arf predisposes mice to tumorigenesis. Nature. 2001;413:86-91.

31. Sherley JL. Asymmetric cell kinetics genes: the key to expansion of adult stem cells in culture. Stem Cells. 2002;20:561-572.

32. Sosnova M, Bradl M, Forrester JV. CD34+ corneal stromal cells are bone marrow-derived and express hemopoietic stem cell markers. Stem Cells. 2005;23:507-515.

33. Takacs L, Toth E, Berta A, et al. Stem cells of the adult cornea: from cytometric markers to therapeutic applications. Cytometry A. 2009;75:54-66.

34. Takacs L, Toth E, Berta A, et al. Stem cells of the adult cornea: from cytometric markers to therapeutic applications. Cytometry A. 2009;75:54-66.

35. Tomas-Loba A, Flores I, Fernandez-Marcos PJ, et al. Telomerase reverse transcriptase delays aging in cancer-resistant mice. Cell. 2008;135:609-622.

36. Valiente M, Marin O. Neuronal migration mechanisms in development and disease. Curr Opin Neurobiol. 2010;20:68-78.

37. Valorani MG, Germani A, Otto WR, et al. Hypoxia increases Sca-1/CD44 co-expression in murine mesenchymal stem cells and enhances their adipogenic differentiation potential. Cell Tissue Res. 2010;341:111-120.

38. Wagner W, Horn P, Castoldi M, et al. Replicative senescence of mesenchymal stem cells: a continuous and organized process. PLoS ONE. 2008;3:e2213.

39. West-Mays JA, Dwivedi DJ. The keratocyte: corneal stromal cell with variable repair phenotypes. Int J Biochem Cell Biol. 2006;38:1625-1631.

40. Whikehart DR, Parikh CH, Vaughn AV, et al. Evidence suggesting the existence of stem cells for the human corneal endothelium. Mol Vis. 2005;11:816-824.

41. Winer J, Jung CK, Shackel I, et al. Development and validation of real-time quantitative reverse transcriptase-polymerase chain reaction for monitoring gene expression in cardiac myocytes in vitro. Anal Biochem. 1999;270:41-49.

42. Yoshida S, Shimmura S, Nagoshi N, et al. Isolation of multipotent neural crest-derived stem cells from the adult mouse cornea. Stem Cells. 2006;24:2714-2722.

43. Yoshida S, Shimmura S, Shimazaki J, et al. Serum-free spheroid culture of mouse corneal keratocytes. Invest Ophthalmol Vis Sci. 2005;46:1653-1658.

44. Zieske JD. Corneal development associated with eyelid opening. Int J Dev Biol. 2004;48:903-911.

6 Anhang

6.1 Tabellen

Tab. 1A: Gen-spezifische Primer für RT-PCR.

GEN	PRIMER-SEQUENZ (5´- 3´)	PRODUKT-GRÖSSE (BP)	GENBANK ACCESSION ID
Twist	Forward: CCAGAGAAGGAGAAAATGGACAGTC Reverse: AAAAAGTGGGGTGGGGGGACACAAA	259	NM_011658
Slug	Forward: CACACACACACACACACACACAG Reverse: TGTCTTTCCCTCCTCTTCCAAGG	570	NM_011415
Snail	Forward: CCCACTCGGATGTGAAGAGATACC Reverse: ATGTGTCCAGTAACCACCCTGCTG	534	NM_011427
Sox9	Forward: CGCCCATCACCCGCTCGCAATACG Reverse: AAGCCCCTCCTCGCTGATACTGG	545	NM_011448
Abcg2	Forward: CCATAGCCACAGGCCAAAGT Reverse: GGGCCACATGATTCTTCCAC	327	NM_011920
Nes	Forward: AATGGGAGGATGGAGAATGGAC Reverse: TAGACAGGCAGGGCTAAGCAAG	496	NM_016701
Notch1	Forward: TGCCTGTGCACACCATCCTGC Reverse: CAATCAGAGATGTTGGAATGC	247	NM_008714
Musahi1	Forward: GGCTTCGTCACTTTCATGGACC Reverse: GGGAACTGGTAGGTGTAACCAG	542	NM_008629
Pax6	Forward: AGTTCTTCGCAACCTGGCTA Reverse: TGAAGCTGCTGCTGATAGGA	502	NM_013627
Sca1	Forward: ACCTCCACCCTTGTCCTTTT Reverse: CTTCACTGTGCTGGCTGTGT	250	NM_010738
Cd34	Forward: CCTTATTACACGGAGAATGGTGGAG Reverse: AAGAGGCGAGAGAGGAGAAATGGG	477	NM_133654
Cd45	Forward: CCTGCTCCTCAAACTTCGAC Reverse: GACACCTCTGTCGCCTTAGC	194	NM_001111316
CD133	Forward: GAAAAGTTGCTCTGCGAACC Reverse: TCTCAAGCTGAAAAGCAGCA	195	NM_008935
Vim	Forward: ATGCTTCTCTGGCACGTCTT Reverse: AGCCACGCTTTCATACTGCT	206	NM_011701
Ki67	Forward: GAGCAGTTACAGGGAACCGAAG Reverse: CCTACTTTGGGTGAAGAGGCTG	262	X82786
Pecam1	Forward: ATGACCCAGCAACATTCACA Reverse: TCGACAGGATGGAAATCACA	153	NM_001032378
Vwf	Forward: CAGCATCTCTGTGGTCCTGA Reverse: GATGTTGTTGTGGCAAGTGG	217	NM_011708
Flk1	Forward: CACCTGGCACTCTCCACCTTC Reverse: GATTTCATCCCACTACCGAAAG	239	NM_010612
Eln	Forward: GATGGTGCACACCTTTGTTG Reverse: CAGTGTGAGGAGCCATCTGA	213	NM_007925
Col1a1	Forward: GAGCGGAGAGTACTGGATCG Reverse: GCTTCTTTTCCTTGGGGTTC	219	NM_007742
Col3a1	Forward: GCACAGCAGTCCAACGTAGA Reverse: TCTCCAAATGGGATCTCTGG	185	NM_009930
Fn1	Forward: AATGGAAAAGGGGAATGGAC Reverse: CTCGGTTGTCCTTCTTGCTC	243	NM_010233
Lamb1-1	Forward: ACAACACCAAAGGCCTGAAC Reverse: TGCCAGTAGCCAGGAAGACT	161	NM_008482

Tab. 1A (Fortsetzung): Gen-spezifische Primer für RT-PCR.

GEN	PRIMER-SEQUENZ (5´- 3´)	PRODUKT-GRÖSSE (BP)	GENBANK ACCESSION ID
Lamb2	Forward: TCGTGGACTCAACTGTGAGC Reverse: GTGTTGTGCTGACACCCATC	194	NM_008483
Kera	Forward: AGGATGCCTTCATTCACGGAC Reverse: GCTCATTGTGGTGCTTATGGGG	491	NM_008438
Lum	Forward: TGCTGTCTCGGCTTCTCTGAAAG Reverse: AACATCCCCCACATTCCCAACC	567	NM_008524
Aldh	Forward: CTTCCAGCGGGTCATAAATCTG Reverse: AGCCAGCAAAACAAGTGTCAGG	528	NM_007436
a-SMA	Forward: CTGACAGAGGCACCACTGAA Reverse: CATCTCCAGAGTCCAGCACA	160	NM_007392
Krt6	Forward: TCAAGGCCCAGTATGAGGAC Reverse: TGGCACACTGCTTCTTAACG	200	NM_010669
Krt12	Forward: TCCTCCTGCAGATTGACAACG Reverse: TTCCAGGGACGACTTCATGG	511	NM_010661
Krt16	Forward: GAACCATGAGGAGGAGATGC Reverse: GCCACCTCTTTGTTCAGCTC	195	NM_008470
Glul	Forward: GGAGCAGATGTTGGACAGGT Reverse: TGACATGCTAATCCCACCAA	205	NM_008131
Gfap	Forward: CACGAACGAGTCCCTAGAGC Reverse: ATGGTGATGCGGTTTTCTTC	234	NM_010277
Gapdh	Forward: GACCACAGTCCATGCCATCAC Reverse: TCCACCACCCTGTTGCTGTAG	453	NM_008084

Tab. 1B: Gen-spezifische Primer für qRT-PCR.

GEN	PRIMER-SEQUENZ (5´- 3´)	PROBEN-ID*	GENBANK ACCESSION ID
LPL	Forward: CTCGCTCTCAGATGCCCTAC Reverse: GGTTGTGTTGCTTGCCATT	95	NM_008509
ppar γ	Forward: GAAAGACAACGGACAAATCACC Reverse: GGGGGTGATATGTTTGAACTTG	7	NM_011146
Ocalcin	Forward: GTTTCTGTGACCCGCAGAG Reverse: ACACCCTCTTCCCACACTGTA	1	L24429.1
Alpl	Forward: CGGATCCTGACCAAAAACC Reverse: TCATGATGTCCGTGGTCAAT	12	X13409.1
Runx2	Forward: GCCCAGGCGTATTTCAGA Reverse: TGCCTGGCTCTTCTTACTGAG	34	NM_009820
Col2a1	Forward: GTCCTTCTGGCCCTAGAGGT Reverse: TGTTTCTCCTGAGCGTCCA	85	NM_001113515
Acan	Forward: GCCCTTCACGTGTAAAAACC Reverse: CTGCCCGAGGGTTCTAGC	22	L07049.1
Tubb3	Forward: GCGCATCAGCGTATACTACAA Reverse: TTCCAAGTCCACCAGAATGG	104	NM_023279
Nes	Forward: CTGCAGGCCACTGAAAAGTT Reverse: TCTGACTCTGTAGACCCTGCTT	1	NM_016701
Nfm	Forward: ACCACGACCTCAGCAGCTA Reverse: GGTTCCCCGAAGTTCATTTT	42	NM_008691
Rho	Forward: ATGGGTGTGGTCTTCACCTG Reverse: GAACATTGCATGCCCTCAG	32	NM_145383
Tert	Forward: AGAGCTTTGGGCAGAAGGA Reverse: GAGCATGCTGAAGAGAGTCTTG	107	NM_009354
p16	Forward: CGACGGGCATAGCTTCAG Reverse: GCTCTGCTCTTGGGATTGG	81	NM_001040654
p21	Forward: TCCACAGCGATATCCAGACA Reverse: GGACATCACCAGGATTGGAC	21	NM_007669
Gusb	Forward: GTGGGCATTGTGCTACCTC Reverse: ATTTTTGTCCCGGCGAAC	25	NM_010368

*) Probennummer der Roche Universal Probe Library

Tab. 2: Antikörper für Immunfluoreszenz-Färbungen.

Primärer Antikörper	Hersteller-Bezeichnung des Primären Antikörpers	Hersteller	Verdünnung	Sekundärer Antikörper	Hersteller	Verdünnung
rat anti-human Notch gene homolog 1 (Notch1)	bTAN20	Univ. of Iowa Developmental Studies Hybridoma Bank, USA	1:250	Cy3-conjugated AffiniPure Rabbit Anti-Rat IgG	Jackson Immuno-Research Laboratories, USA	1:1000
mouse anti-rat nestin (Nes)	Rat-401	Univ. of Iowa Developmental Studies Hybridoma Bank, USA	1:200	Cy3-conjugated AffiniPure Goat Anti-Mouse IgG	Jackson Immuno-Research Laboratories, USA	1:1000
rat anti-mouse lymphocyte antigen 6 complex locus A (Sca1)	Purified anti-mouse Ly-6A/E Clone E13–161.7	Biolegend, USA	1:200	Cy3-conjugated AffiniPure Rabbit Anti-Rat IgG	Jackson Immuno-Research Laboratories, USA	1:1000
mouse anti-human vimentin (Vim)	Monoclonal Anti-Vimentin Clone Vim 13.2	Sigma–Aldrich, Deutschland	1:200	Anti-Mouse IgM FITC Conjugate (488nm)	Sigma-Aldrich, Deutschland	1:500
rabbit anti-human antigen identified by monoclonal antibody Ki 67 (Ki67)	anti-Ki67 ab833	Abcam, Großbritannien	1:300	Alexa Fluor 594 goat anti-rabbit IgG	Molecular Probes, USA	1:1000
rabbit anti-mouse kinase insert domain protein receptor (Flk1)	anti-VEGF Receptor 2 ab2349	Abcam, Großbritannien	1:200	Alexa Fluor 594 goat anti-rabbit IgG	Molecular Probes, USA	1:1000
rabbit anti-human platelet/endothelial cell adhesion molecule 1 (Pecam1)	Pecam1 H-300	Santa Cruz Biotechnology, USA	1:250	Alexa Fluor 594 goat anti-rabbit IgG	Molecular Probes, USA	1:1000
mouse anti-human Pan Cytokeratin	Pan Cytokeratin C11	Santa Cruz Biotechnology, USA	1:250	Alexa Fluor 488 goat anti-mouse IgG	Molecular Probes, USA	1:1000
mouse anti-Xenopus tubulin beta 3 (Tubb3)	E7	Univ. of Iowa Developmental Studies Hybridoma Bank, USA	1:100	Alexa Fluor 594 rabbit anti-mouse IgG	Molecular Probes, USA	1:1000

Tab. 3 und 4: Komponenten des adipogenen, bzw. osteogenen Differenzierungsmediums.

ADIPOGENE DIFFERENZIERUNG		
KOMPONENTEN	**KONZENTRATION**	**HERSTELLER**
DMEM High glucose (4.5 g/l) mit L-Glutamin		PAA, Österreich
FBS	10%	PAA, Österreich
Penicillin/Streptomycin	1x	PAA, Österreich
Dexamethason	100 nM	Sigma-Aldrich, Deutschland
3-Isobutyl-1-Methylxanthin	0.5 mM	Sigma-Aldrich, Deutschland
h-Insulin	10 µg/ml	Sigma-Aldrich, Deutschland

OSTEOGENE DIFFERENZIERUNG		
KOMPONENTEN	**KONZENTRATION**	**HERSTELLER**
DMEM High glucose (4.5 g/l) mit L-Glutamin		PAA, Österreich
FBS	10%	PAA, Österreich
Penicillin/Streptomycin	1x	PAA, Österreich
Dexamethason	0.1 µM	Sigma-Aldrich, Deutschland
L-Ascorbinsäure 2 Phosphat	100 µM	Sigma-Aldrich, Deutschland
KH_2PO_4	2.9 mM	Sigma-Aldrich, Deutschland
Hepes	20 mM	PAA, Österreich

Tab. 5: Komponenten des chondrogenen Differenzierungsmediums.

CHONDROGENE DIFFERENZIERUNG		
KOMPONENTEN	**KONZENTRATION**	**HERSTELLER**
DMEM High glucose (4.5 g/l) mit L-Glutamin		PAA, Österreich
Hitze-inaktiviertes FBS	10%	PAA, Österreich
Penicillin/Streptomycin	1x	PAA, Österreich
Insulin–transferrin–selenite X	10 µg/ml	Invitrogen, USA
Linolsäure	5.35 µg/ml	Sigma-Aldrich, Deutschland
Rinder-Serum Albumin (BSA)	1.25 µg/ml	Sigma-Aldrich, Deutschland
Dexamethason	1 µg/ml	Sigma-Aldrich, Deutschland
L-Ascorbinsäure 2 Phosphat	10 µg/ml	Sigma-Aldrich, Deutschland
Transforming Growth Factor β3 (TGFβ3)	10 ng/ml	Peprotech, Deutschland

Tab. 6: Komponenten der neuronalen Differenzierungsmedien.

\multicolumn{4}{l}{NEURONALE/GLIALE DIFFERENZIERUNG}			
KÜRZEL	KOMPONENTEN (HERSTELLER)	KÜRZEL	KOMPONENTEN (HERSTELLER)
NDiff1	Neuronal base medium (PAA, Österreich) + 2mM L-Glutamin (PAA, Österreich) + 1x G5 Supplement (Invitrogen, USA) + 0.5x Neuronal Stem Cell Supplement (Invitrogen, USA) + 1x Penicillin/Streptomycin (PAA, Österreich)	NDiff8	DMEM/Ham´sF12 mit L-Glutamin (PAA, Österreich)+ 1x N2 Supplement (Invitrogen, USA)+ 5%FBS + 0.5µM RA (Sigma-Aldrich, Deutschland) + 1x Penicillin/Streptomycin (PAA, Österreich)
NDiff2	DMEM/Ham´sF12 mit L-Glutamin (PAA, Österreich) + 1x N2 Supplement (Invitrogen, USA) + 20 ng/ml Endothelial Growth Factor (EGF) (Biomol, Deutschland) + 20 ng/ml basic Fibroblastic Growth Factor) (bFGF) (Biomol, Deutschland) + 1x Penicillin/Streptomycin (PAA, Österreich)	NDiff9	DMEM/Ham´sF12 mit L-Glutamin (PAA, Österreich) + 1x B27 Supplement (Invitrogen, USA) + 5%FBS (PAA, Österreich) + 0.5µM RA (Sigma-Aldrich, Deutschland) + 1x Penicillin/Streptomycin (PAA, Österreich)
NDiff3	DMEM/Ham´sF12 mit L-Glutamin (PAA, Österreich)+ 1x B27 Supplement (Invitorgen, USA) + 20 ng/ml EGF (Biomol, Deutschland) + 20ng/ml bFGF (Biomol, Deutschland) + 1x Penicillin/Streptomycin (PAA, Österreich)	NDiff10	DMEM/Ham´sF12 mit L-Glutamin (PAA, Österreich) + 1x B27 Supplement (Invitrogen, USA) + 5µM RA (Sigma-Aldrich, Deutschland) + 1x Penicillin/Streptomycin (PAA, Österreich)
NDiff4	Neuronal base medium (PAA, Österreich) + 2mM L-Glutamin (PAA, Österreich) + 1x B27 Supplement (Invitrogen, USA) + 1x Penicillin/Streptomycin (PAA, Österreich)	NDiff11	DMEM/Ham´sF12 mit L-Glutamin (PAA, Österreich) + 25 ng/ml Brain Derived Neurotrophic Factor (BDNF) (Biomol, Deutschland) + 20 ng/ml bFGF (Biomol, Deutschland) + 40 ng/ml Nerve Growth Factor β (NGFβ) + 1x Penicillin/Streptomycin (PAA, Österreich)
NDiff5	DMEM/Ham´sF12 mit L-Glutamin (PAA, Österreich)+ 1x N2 Supplement (Invitrogen, USA) + 5µM Retinsäure (RA) (Sigma-Aldrich, Deutschland) + 1x Penicillin/Streptomycin (PAA, Österreich)	GDiff1	Subkonfl. / 24h: DMEM High glucose (4.5 g/l) mit L-Glutamin (PAA, Österreich) + 1mM ß-Mercaptoethanol (ß-ME) (Sigma-Aldrich, Deutschland) / 3d: DMEM High glucose (4.5 g/l) mit L-Glutamin (PAA, Österreich) + 10%FBS (PAA, Österreich) + 35 ng/ml RA (Sigma-Aldrich, Deutschland) + 1x Penicillin/Streptomycin (PAA, Österreich)
NDiff6	DMEM/Ham´sF12 mit L-Glutamin (PAA, Österreich)+ 1x N2 Supplement (Invitrogen, USA) + 20 ng/ml EGF (Biomol, Deutschland) + 20ng/ml bFGF (Biomol, Deutschland) + 5µM RA + 1x Penicillin/Streptomycin (PAA, Österreich)	GDiff2	DMEM/Ham´sF12 mit L-Glutamin (PAA, Österreich) + 10%FBS (PAA, Österreich) + 1x Penicillin/Streptomycin (PAA, Österreich)
NDiff7	DMEM/Ham´sF12 mit L-Glutamin (PAA, Österreich)+ 1x B27 Supplement (Invitrogen, USA) + 5%FBS + 1x Penicillin/Streptomycin (PAA, Österreich)		

6.2 Wichtige Abkürzungen

cDNA:	complementary Deoxyribonucleic Acid
CFUs:	Colony Forming Units, „Kolonie-bildende Einheiten"
DAPI:	4´,6-Diamidino-2-phenyindol
DNA:	Deoxyribonucleic Acid
EDTA:	Ethylendiamintetraacetat
EGFP:	Enhanced Green Fluorescent Protein
FBS:	Fetal Bovine Serum, „Fetales Kälberserum"
GFAP:	Glial Fibrillary Acidic Protein, „Saures Gliafaserprotein"
HCl:	Hydrogenchlorid
KCl:	Kaliumchlorid
KH_2PO_4:	Kaliumdihydrogenphosphat
LESCs:	Limbal Epithelial Stem Cells
MCCs:	Murine Cornea Cells
MTT:	3-[4,5-Dimethylthiazol-2-yl]-2,5-diphenyltetrazoliumbromid
NCSCs:	Neural Crest-derived Stem Cells
PBS:	Phosphate Buffered Saline, „Phosphatgepufferte Salzlösung"
PFA:	Paraformaldehyd
qRT-PCR:	quantitative real-time Reverse Transcription Polymerase Chain Reaction
RNA:	Ribonucleic Acid
RT-PCR:	Reverse Transcription Polymerase Chain Reaction

Genetische Marker, bzw. Primer werden im Text bei Erstnennung mit vollständigem Namen und jeweiliger Abkürzung aufgeführt.

6.3 Publikationen

Ein Teil der Ergebnisse dieser Arbeit wurde bereits wie folgt publiziert:

Identification of neural crest-derived stem cell-like cells from the corneal limbus of juvenile mice.
Brandl C, Florian C, Driemel O, Weber BH, Morsczeck C. Exp Eye Res. 2009; 89; 209-217

Spontaneous immortalisation of neural crest-derived corneal progenitor cells after chromosomal aberration. Brandl C, Kaesbauer J, Weber BH, Morsczeck C. Cell Prolif. 2010; 43; 372-7

6.4 Danksagung

Mein Dank gilt allen, deren Hilfe auf unterschiedlichste Art und Weise diese Arbeit ermöglicht und unterstützt hat.

An erster Stelle danke ich Herrn Dekan Prof. Dr. Bernhard Weber, Direktor des Instituts für Humangenetik der Universität Regensburg, für die Überlassung des interessanten Themas und für die Möglichkeit, an seinem Institut einen Einblick in die Forschung zu erhalten. Durch seine herausragende Betreuung war er eine enorm wichtige Begleitung auf meinen ersten Schritten wissenschaftlichen Arbeitens.

Des Weiteren gilt mein besonderer Dank Herrn PD Dr. Christian Morsczeck. Er war mir zu jedem Zeitpunkt der Arbeit eine positiv motivierende Unterstützung sowohl bei theoretischen Überlegungen als auch in praktisch-technischen Fragestellungen. Nur durch seine ständige Bereitschaft zu Gesprächen und die exzellente Zusammenarbeit konnte diese Arbeit in der vorliegenden Form gelingen.

Auch möchte ich meinen Kollegen im Labor, besonders zu erwähnen Herr Christian Florian und Herr Wolfgang Ernst, für die Einarbeitung in die Labortechniken danken. Allen weiteren Mitarbeitern des Instituts für Humangenetik danke ich ebenfalls für das überaus angenehme Arbeitsklima und für sämtliche Hilfestellungen und Ratschläge, insbesondere bei praktischen Fragen und Umsetzungen.

Weiterhin danke ich Frau Anja Reck für ihre Unterstützung bei der Durchführung der Alzian–Blau-Färbungen. Mein ganz besonderer Dank gilt auch Frau Dr. Johanna Käsbauer und dem Zentrum für Humangenetik Regensburg für das großartige Engagement bei der Durchführung und Auswertung der Karyotypisierungs-Experimente, welche diese Arbeit enorm bereicherten.

Abschließend möchte ich in ganz besonderem Maße meinen Eltern, meinem verstorbenen Vater und meiner Mutter, danken, die mich nicht nur in der Zeit des Studiums stets liebevoll unterstütz haben. Meiner Mutter danke ich für den fortwährenden Rückhalt in fast nicht auszuhaltenden Zeiten.

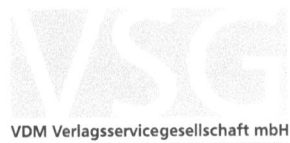

VDM Verlagsservicegesellschaft mbH

Die VDM Verlagsservicegesellschaft sucht für wissenschaftliche Verlage abgeschlossene und herausragende

Dissertationen, Habilitationen, Diplomarbeiten, Master Theses, Magisterarbeiten usw.

für die kostenlose Publikation als Fachbuch.

Sie verfügen über eine Arbeit, die hohen inhaltlichen und formalen Ansprüchen genügt, und haben Interesse an einer honorarvergüteten Publikation?

Dann senden Sie bitte erste Informationen über sich und Ihre Arbeit per Email an *info@vdm-vsg.de*.

Sie erhalten kurzfristig unser Feedback!

VDM Verlagsservicegesellschaft mbH
Dudweiler Landstr. 99
D - 66123 Saarbrücken
www.vdm-vsg.de

Telefon +49 681 3720 174
Fax   +49 681 3720 1749

Die VDM Verlagsservicegesellschaft mbH vertritt

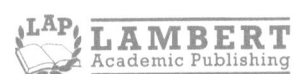
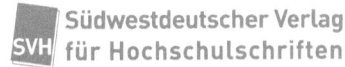

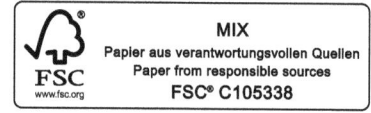

Printed by Books on Demand GmbH, Norderstedt / Germany